KB210848

120 장수, 왕뜸이 답이다

120 장수,

120 Longevity

왕뜸이 답이다

| 원영두 지음 |

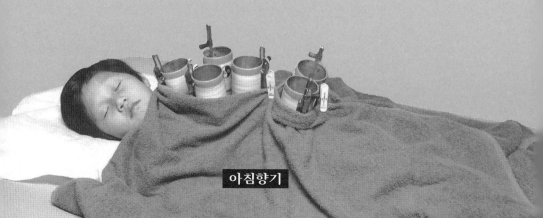

난치병의
희소식이된 왕뜸

의학은 몇 가지이나 요법은 수만 가지입니다. 국내는 제도권인 서양의학(현대의학)과 한의학이 있으며 그 외 분야는 보완 대체(CAM), 대체의학으로 분류를 하나 민간요법, 자연요법도 이 범주에 포함이 된다고 봅니다. 본인은 1996년부터 지금까지 병원포기, 난치암 만을 연구해 왔습니다. 이미 상태가 병원에서 힘든 암 환우들이라 병원 밖을 주로 검토해 왔습니다. 대체의학 세계는 매우 방대하여 그중 익히 알려진 뜸에 대해 전문 연구가인 원 선생님을 오래전 만났는데 이번에 귀한 서적을 발간하신다기에 축하와 함께 추천사를 자원했습니다.

예부터 민가에서 행해오던 쑥뜸은 많은 분들이 효험을 보았다 하나 화상 위험으로 적극적인 사용이 어려웠는데, 원 선생님의 화상 걱정 없는 배달왕뜸법을 접하면서 우선 간접뜸이라 흥미를 갖게 되고 특히 뜸을 하는 암 환우들이 많아 더욱 관심을 가지게 되었답니다.

배달왕뜸기 개발자 원영두 선생님의 지론을 보면 뜸은 열만 이용하는 것이 아니라 쑥이 연소할 때 생기는 연기 속이 비타민, 미네랄, 엽록소, 치네올, 푸라보노이드 등이 부족한 영양을 보충해 줍니다. 엽록소가 타면서 발생하는 원적외선과 세라믹도자기로 제조된 쑥뜸기가 열을 받으며 발생하는 원적외선이 상승작용을 한다고 합니다. 이 원적외선은 피하 깊숙이 쑥의 성분들을 끌고 들어가 영양의 불균형을 해소하고, 소용돌이 파동을 일으켜 원적외선이 조사되는 부위의 세포내 발전소인 미토콘드리아를 시동시켜 ATP 즉 에너지를 생산하여 혈액을 데우고 혈관을 확장하여 혈행을 촉진하고 원활한 신진대사로 체온을 올려 면역력을 회복시켜 병변을 제거하게 된다는 이론인데 공감이 됩니다. 암은 저체온으로 인한 면역력 저하가 중요하므로 온열로 면역력을 회복하면 암과의 싸움에도 좋은 영향을 미칠 것입니다. 특히 원 선생님이 주창하는 4초조절법은 오장육부 뿐만 아니라 정서까지도 다루는 치료로 고장난 장기 즉 암이 발생한 장기가 회복 될 수 있다는 이론은 전인치료(전인건강)가 포함된 저의 통합의학적인 암 치료 철학과도 부합이 됩니다.

특히 UCI 면역팀과 함께 암 연구하면서 발표된 논문을 보면 쑥 연기나 쑥 법제 추출물은 이상세포인 암 세포막의 수용체를 갖고 있어 쉽게 암 세포 속으로 침투해 DNA를 절단하고 미토콘드리아 막을 붕괴시켜 자멸시킵니다. 쑥 연기나 쑥 법제 농축물은 이상세포(암, 바이러스 감염) 내에서 면역활성물질인 Caspase 3, 8, 9를 활성화시키는데 3이 먼저 8, 9를 활성화시키면 다시 8, 9가 3을 활성화시킵니다. 암

세포나 바이러스 등 이상세포를 자멸시킬 수 있는 실행자인 면역활성물질 Caspase 3의 활성을 입증 한 것은 암세포나 독감, 폐렴, 간염, 자궁염 등 바이러스 감염세포에 대한 중요한 치료정보를 전해 준다고 생각합니다.

신(神)은 믿음의 대상, 사람은 사랑과 용서와 포용의 대상이지만 의학과 요법은 하늘이 우리에게 필요하면 사용하라는 은총이므로 환우들은 내게 유익하면 사용할 권리가 있습니다. 향후 암 등의 난치병에 대한 왕뜸의 효율적인 이용으로 보다 많은 환우들이 웃음 짓기를 소망해보며 다시 한 번 원 선생님의 소중한 서적 발간을 진심으로 축하드립니다.

金 泰 植 M.D., Ph.D.
군포G샘병원 암센터 고문 & 통합의학 암연구소장

더 **많은 사람들**에게
큰 혜택 주시기를

원 박사님은 일생의 사명으로 왕뜸 치료에 헌신하여 왔습니다. 이번에 이를 책으로 펴내심에 먼저 축하를 드립니다.

지난 2000년부터 박사님의 뜸 치료에 관심은 물론 소화불량, 어지럼증, 허리통증 등에 치료도 많이 받아왔습니다. 양방과 한의학 공부를 했던 저로서 많은 치료 방법 중 그 중에서도 뜸의 매력에 빠져 있습니다. 치료 효과의 매력도 매력이지만 박사님의 꾸준한 노력으로 지금까지 많은 어려운 환자들을 치료 연구 하시는 자세에 다시 한 번 박수를 보냅니다.

지난 University of California in Irvine과의 공동 대체의학 연구 논문을 양방의 많은 의료진이 큰 관심을 보였습니다.

난치병 특히 각종 암의 예방과 치료에 지대한 공헌을 하는 왕뜸의 직접 경험 없이는 그 효과를 가늠하지 못하실 것입니다.

앞으로도 꾸준한 박사님의 연구에 더한 박차를 가하시어 병고에 시달리는 한 사람이라도 더 큰 혜택을 받았으면 하고 바라는 마음입니다.

박사님의 건투를 빕니다.

이 복순 약사, 한의학 박사
전 버지니아 한의과대학 총장

건강하게 살 수 있는
길잡이

사람은 흙을 재료로 만들어진 몸을 가지고 사는 생명체입니다.

그렇다면 흙으로 만들어진 사람은 살아가게 하는 생명이 있기에 살아갈 수 있겠지요. 하지만 지금 이렇게 문명이 발달했음에도 사람을 살아가게 하는 생명이 무엇인지 아는 사람이 별로 많지 않습니다. 그럼에도 성경에서는 피가 생명이라고 답을 하고 있습니다.

우리가 병원에 정기 검진을 하러 가면 빼놓지 않고 하는 검사가 피 검사인 것을 보면 피가 생명과 건강에 제일 중요한 것만은 사실입니다. 피검사로 우리 몸의 각종 병변을 다 찾아낼 수 있는 것을 볼 때 피가 생명과 밀접한 관계가 있다는 것을 알 수 있습니다.

피에 우리 몸의 병변이 나타나지 않아 피가 건강하면 우리 몸도 건강하다고 할 수 있다는 뜻입니다. 피를 정상적으로 맑고 깨끗하게 만들어 주는 것이 제일 좋은 건강법이고 제일 좋은 치료법이라고 할 수 있다는 이야기가 됩니다.

지구 환경이 나빠지고 오염이 심각해져 가는 이 때 우리의 피를 맑고 깨끗하게 치료할 수 있는 치료법을 개발하신 원장이 있어 화제가 되고 있습니다. 바로 원 영두 왕뜸한의원 원장이십니다.

왕뜸은 피를 맑게 하고 혈행을 좋게 하며 우리 몸에 면역력을 높여주는 치료법이라 할 수 있습니다. 피가 우리의 생명이기에 피가 맑고 건강해지면 태어날 때부터 받았던 우리 몸의 면역력이 높아져서 우리 몸이 건강해 진다고 할 수 있습니다.

일반적으로 추천서를 쓴다고 하면 책을 쓴 작가를 추천하게 됩니다. 허나 본인은 작가도 물론 추천해야 되겠지만, 본인이 추천하는 대상은 작가보다는 왕뜸입니다. 본인이 왕뜸으로 치료받은 결과 많은 효과를 얻었기 때문입니다.

왕뜸은 과연 만병을 치료하는 치료법이라 할 수 있습니다. 그 왕뜸 치료법을 개발한 왕뜸한의원 원 영두원장에게 감사를 드리며 이 책을 많은 분들에게 권하고 싶습니다.

이 기 정 목사, 약사

지천의 쑥을 특효약으로 만든
왕뜸 치료법

인간의 사고방식은 그 생각하는 종류를 수치로 열거한다면 밤 하늘의 별만큼이나 많을 것이다. 어쩌면 한 인간이 생각하는 숫자가 이보다 더 많을지도 모른다. 그 중에서도 사고의 폭을 늘려 명왕성만큼이나 멀리 떨어져 있는 태양계의 마지막 자락을 붙잡으려고 애 쓰는 이가 있는가하면 바로 우리 생활주변의 것을 잘 챙겨, 인류가 병고에서 허덕이는 것을 구제하는 제세신방의 묘수를 펼치는 현인도 있다. 여기 왕뜸장수법의 저자 "원 영두" 한의학박사가 그 분이시다. 일찍이 쑥을 알고 쑥을 연구하다 배달왕뜸 기구까지 직접 제작하여 왕뜸이 아니라 뜸의 "왕" 자리를 차지하게 되었다.

뜸의 역사는 인류가 불을 사용한 시기와 같다고 보고 있다. 불은 추위를 피하고 먹거리를 장만하던 인류에게 대 변혁을 가져온 매체이다. 불의 이용은 마침내 치료술의 한 영역으로까지 발전하였다. 불의 이용이 아시아 대륙에서 발현된 것이 약 50만년전으로 보고 있으며 중국의 북경부근 주구점(周口店)에서 발굴된 내용물에서 그 흔적을 발견하였는데 그 시기를 대략 구석기시대 말기로 보는 게 정설이다. 문자가 정립된 후 처음으로 보이는 뜸의 기록은 황제내경 "素問 異法方宜論"에 "北方者, 天地所閉藏之域也, 基地高陵居, 風寒氷凍, 基民樂野處而乳食, 藏寒生滿病, 基治宜灸炳者, 亦從北方來"라 하여 뜸법은 한랭한 기후에 거주하는 사람들에 의해 시작되었다고 기록한 것으로 보아 기록 훨씬 이전에 널리 퍼져 생활화된 이야기일 것이다.

"一針, 二灸, 三藥"이란 말은 가장 효과가 빠른 것을 침으로 으뜸을 삼은 것이지 치료에 응용한 시기를 말한 것이 아니다. 이 중에 민간에서 널리 쓰인 치료법으로는 당연히 뜸이 가장 윗자리를 차지하는 것이다. 뜸의 종류로는 직접구와 간접구로 나뉘고 간접구는 또 애권구와 애기구, 온침구, 애증기구, 애포구 등으로 나눈다. 기타 구법으로는 황랍구, 유황구, 등와구 등 헤아릴 수 없이 많은 뜸법이 개발되어 응용되고 있다.

이 중에서도 왕뜸은 간접구 중에서도 애기구법에 속하며 뜸뜨기가 편해서 다소 취혈부위가 서툴러도 뜸의 크기로 봐서 취혈이 무난하기 때문에 초심자도 사용할 수 있는 합리적인 기구다. 또 열감을 조절하기가 편해서 고열로 인한 화상도 예방할 수 있는 실용적인 기구로 고안 되었다. 더구나 백회모자뜸 기구는 기발한 아이디어로 치기어린 재치가 돋보이는 낭만이 서린 느낌마저 든다.

쑥뜸은 전문가들도 잘 모르는 부분이 있으니 그 효과가 실로 놀라운 바 원박사는 그 부분을 투명하게 꿰뚫고 있다. 특히 바이러스 질병이나 맹독의 해독에는 윗자리를 내어주지 않을 약제다. 본인의 경험 중에 제초제를 마시고 혼수상태에 놓인 환자를 쾌유시킨 역사가 있다.

지천으로 널려있는 쑥, 포장된 도로 틈 사이나 시멘트포장 사이로 비집고 올라오는 강인하고 끈질긴 생명력은 배달민족의 근성과도 닮았다. 이 뜸으로 우리 후손들을 위한 삶의 한마당쯤 여유롭게 남겨서 난치 불치에서 벗어났으면 좋겠다. 끝으로 "왕뜸 장수법"의 출간을 축하 드리며 이 소식이 멀리멀리 퍼져서 인류복지의 한 몫을 했으면 좋겠다.

2015년 7월
최 선 길 한의학 박사
홍익국제한의과대학 총장
최 한의원 원장

머리말

무병장수 120년
그 꿈의 실현을 위한 방안

    인간이 건강하게 120년을 무병장수 할 수 있다는 것은 인류의 희망이며 꿈입니다. 무병장수 하기 위해선 특별한 사고가 없어야하고 병에 걸리지 않아야합니다. 그러기 위해선 몸이 정상적인 체온을 유지하는 것이 중요합니다. 정상적인 체온은 최상의 면역력을 보장하여 질병에 걸리질 않습니다. 병에 걸리지 않는 체질로 만드는 것이 중요하지요. 예방의학인 왕뜸요법은 손상된 건강을 회복하여 병에 걸리지 않는 체질로 만들어 자연히 장수하게 되는 요법입니다.

    영국 국가통계국(ONS)의 최근 보고서에 의하면 극빈지역 남성과 부유지역의 남성의 생존기간은 각각 52.2년, 70.5년이라고 발표하였습니다. 가난한 지역 남성의 절반과 여성의 40%가 질병을 품고 고통스럽게 말년을 살고 있으며, 연금을 받을 나이 이전에 질병에 시달린다는 보고입니다.

우리 몸을 냉하게 만들어 병들게 하는 원인은 몇 가지입니다. 찬 음식을 즐기고 찬 공간에서 생활하며 출산 후 산후조리를 제대로 안 한 경우나 또는 입을 벌리고 입 호흡을 하는 데서 이유를 찾을 수 있다고 봅니다. 체온을 다시 따뜻하게 회복해야 면역력이 높아져 건강이 회복되고 장수 할 수 있습니다. 필자가 연구하고 개발한 배달왕뜸법은 모든 질병들을 해결 할 수 있는 치료의학이며 예방의학이요, 무병장수 의학이라고 감히 말씀 드릴 수 있습니다.

이 책에선 우선 입 호흡의 폐해에 대하여 알아보았습니다. 냉해진 체온을 쉽게 올릴 수 있는 배달왕뜸법을 소개하였습니다. 왕뜸 시술이나 다른 어떤 치료를 하거나 건강식품을 복용하는 경우 나타나는 명현반응을 제대로 이해하지 못해 치유의 문턱에서 포기한 안타까운 경우를 되새겨 보면서 임상에서 느낀 명현현상에 대해 많은 페이지를 할애하였습니다. 끝으로 필자가 임상 중 특이한 사례를 임상노트로 소개 하였고 네이버 IN에서의 상담 글과 라디오코리아에서의 상담 글 중 일부를 실어 질병으로 신음하는 이들의 희망과 이해를 돕도록 하였습니다.

지금은 엘에이에서 "영원 무병장수120 왕뜸클럽"을 설립해 Well being, Well Aging, Well Dying을 실험 중이며 왕뜸한의원을 운영하고 있습니다. 앞으로 10년 20년 30년 50년이 지나면서 "장수 120 왕뜸클럽"에서 건강 장수에 관한 많은 뉴스가 생산되는 날을 기대해 봅니다. UCI 즉 얼바인 소재 캘리포니아 주립대학 면역팀 교수들과 왕뜸으로 암을 연구하여 2007년 말 "왕뜸의 연기와 그 추출물로 MCF-

7유방(폐)암세포 자연사 유도"란 학술논문을 "Anticancer Research, 2007년 27권 3891-3898"에 공동 발표하였습니다. H-69 소세포 폐암도, 유방암과 폐암세포와 같은 효과가 있음이 증명되었습니다.

이로써 배달왕뜸법으로 암세포를 퇴치할 수 있는 효능이 미국 UCI 교수님들에 의해 밝혀지게 되었습니다. 현대과학에 의해 왕뜸의 암 치료법과 바이러스 퇴치법이 당당하게 인정받게 된 것입니다. 그동안 간염, 대상포진, 베체트, 헐프스 등 바이러스 감염세포가 왕뜸으로 치료 예후가 좋았던 이유가 학술적으로 밝혀진 것입니다. 뜸 연기와 뜸 추출물이 암세포나 바이러스 감염세포 등 이상세포만을 선택적으로 공격하며 일반세포는 보호한다는 사실에서 배달왕뜸 연기나 추출물은 이상세포에 대한 표적 치료라는 것을 알게 되었습니다.

추출물로 뿌리는 뜸, 막시원을 개발하여 바이러스나 수퍼 박테리아 그리고 가려움증이나 염증, 근육통에 효과적인 제품을 만들었습니다. 막시원을 과립화하고 후코이단을 첨가하고 소화나 배변에 좋은 약제를 더해 면역활성 바이러스 수퍼 박테리아에 효과적인 먹는 뜸, 원기원도 선보였습니다. 이를 저자는 속편해, 뒤편해라 부르며 암 환자의 쾌면, 쾌식, 쾌변을 할 수 있어 삶의 질을 높일 수 있습니다. 역류성 식도염이나 위경련뿐만 아니라 크론스 병과 변비에도 효과적입니다.

앞으로도 더욱더 열심히 연구하여 배달왕뜸법이 전 세계 뜸 법의 최일선에서 수많은 사람들이 질병의 질곡에서 헤어나 120 무병장수를 누릴 수 있게 최선을 다 하고자 합니다. 100세 시대에 이르러 체온을 높여 질병을 예방한다면 150세도 욕심만은 아니라고 확신합니다.

끝으로 저의 연구에 물심양면의 도움을 주신 UCI 의과대학 서창석 교수님과 면역팀의 골라푸두이 박사님, 샘병원 통합의학 암 센타 김태식 소장님께 그동안 격려에 심심한 사의를 표하며 앞으로도 더욱더 적극적인 지도와 편달을 부탁드립니다.

2015년 8월

倍達 元 永 斗

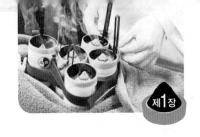

왕뜸 장수법

의학의 아버지로 불리는 "히포크라테스"(BC 460－?)는 "제게 체온을 올릴 수 있는 힘을 주신다면 저는 모든 질병을 고칠 수 있을 겁니다."("Give me the power to produce fever, and I will cure all disease") 라고 기도하였다.

체온이 올라가면 질병에서 해방될 뿐 아니라 정열도 넘쳐흘러 매사에 적극적이며 진취적으로 도전 할 수 있는 용기가 생겨 계획을 세우게 되고 이를 실행하게 된다. 체온과 성공은 밀접한 관계에 있다. 허약한 체질로 태어난 사람이 왕뜸으로 체온을 높인 결과 건강인으로 다시 태어나게 되어 30년 동안을 쉬지 않고 일할 수 있는 몸으로 바뀌었다는 보고도 있다. 정상체온을 유지한다는 것은 인생을 살아가는 강력한 원동력이 되는 것이다. 120세 장수를 위해서 정상체온 유지는 가장 강력한 무기라 할 수 있다.

3천 여년 전 간행된 중국의 황제내경에 매년 300장의 뜸을 관원에

하면 "인간의 수는 2갑이다"라고 하였다. 1갑이 60년이니 2갑이면 120살이 한 수명이라고 한 것이다 성경에서도 120살이 사람의 수명이라는 기록이 있다. 이처럼 병이 들지 않고 건강한 육신을 유지하기만 한다면 120년은 무난하게 살 수 있다는 것이 자명해 진다. 제대로만 관리하면 120에서 130으로, 150으로 인류의 꿈인 무병장수 즉 생명을 연장하는 것도 나 만의 욕심 만은 아니라고 생각된다.

배달왕뜸은 체온을 쉽게 높일 수 있고 면역력을 최고조로 올릴 수 있어 각종 질병을 퇴치 할 수 있다. 나이가 들면 치매가 무섭고 중풍에 걸려 자식들에게 누를 끼칠까 겁이나고 혹은 암에 걸리지 않을까, 심장이나 콩팥 병으로 고생하지 않을까 걱정이다. 계절을 따라 유행하는 독감 바이러스나 몸속으로 침입한 간염, 대상포진, 헐프스 등 바이러스 질병과 우리 모두가 걱정하고 있는 슈퍼박테리아를 물리칠 수 있는 의술이 나타나기를 애타게 찾고 있는 것이 현실이다. 그 해답으로 배달왕뜸법이 UCI 의과대학 면역학과의 연구와 그동안 임상에서 그 가능성을 충분히 제시할 수 있었다.

사람은 체온이 냉해지면 질병이 발생하여 늙어간다. 체온이 냉해지면 혈관이 좁아져 혈행이 느려지고 대사가 저하된다. 냉해진 엉덩이 넓적다리 아랫배에 군살이 쌓여 비만이 되고 영양과 산소의 공급이 부실해지게 마련이다. 영양의 부족은 호르몬이나 효소의 생성 공급에도 문제가 생겨 대사성 질환이 생기고 신경계의 이상을 유발하게 된다. 이렇게 되면 각종 노인성 질환이 발생하게 되어 무병장수의 꿈을 잃게 된다. 몸이 냉하기 때문에 문제가 생겼다고 치유해 달라는 신호 즉 치유반응인 노화의 증상(Signs of Aging)을 맞이하게 된다. 이러한 증상을 철저히 관찰하여 질병으로 발전하기 전에 제대로 대비하여야 건강한 120장수의 꿈을 실현 할 수 있다. 저체온이 되면서 나타나는 어떠한 증상이 노화의 증표인지 알아보자.

1. 노화의 증표(Signs of Aging)

1) 잠들기도 힘들고 깨어도 기상하기 힘들다.

2) 아침에 기상하면 팔 다리에 힘이 없고 아무생각 없이 멍해진다.

3) 걸을 때 몸이 앞으로 쏠리고 자주 넘어진다. 어지러워 균형을 잡기 힘들다.

4) 수면 시 코골이나 무호흡증이 있고 쥐가 자주 난다.

5) 입이 말라 침실로 물 컵을 갖고 잠 자러간다.

6) 낮 시간에 자주 한숨을 쉰다.

7) 손발이 떨리며 저리고 말이 느려지고 얼굴이나 종아리에 부종이 있다.

8) 피부가 거칠어지고 탄력이 저하되어 처지며 잔주름이 보인다.

9) 머리가 안개 낀 듯 무겁고 눈이 침침하고 청력이 저하된다.

10) 피로를 자주 느끼며 의욕이 사라진다. 여기 저기 염증이 생기며 회복이 늦다.

11) 성욕이 저하된다. 불감증이 온다.

12) 소화력이 현저히 떨어지고 배가 더부룩하며 냉해 진다. 전혀 밥 생각이 없다.

13) 경추나 어깨가 뭉치고 결리며 허리, 무릎, 발바닥의 열감이나 통증을 느낀다.

14) 우울증이 있고 기억력, 집중력이 저하되고 일을 뒤로 미루고 눕고 싶어 한다.

15) 밤에 소변을 위해 자주 깬다. 요실금이 있다. 잔 것 같지 않다. 낮에 피로하다.

16) 탈모가 심하고 이유 없이 멍이 잘 든다. 상처가 쉽게 나고 잘 아물지 않는다.

17) 여기 저기 가려워지고 항문이 가렵고 설사나 변비가 오래간다.

18) 잇몸이 아프며 이가 시리고 입 냄새가 심해진다.

19) 귓속이나 안구 주변이 자주 가렵고 코가 막히고 콧속이 가렵고 마른다.

20) 일어설 때 현기증이 생기고 심장이 두근댄다.

21) 잇몸이나 이빨에 색소가 침착하고 손톱에 세로금이 생기며 색소가 침착한다.

이러한 노화의 증표는 체온이 냉해져 면역력이 저하되어 생기는 현상이다. 다시 체온을 올려 면역력을 회복하면 쉽게 개선 할 수 있는 증상들이다. 필자가 개발한 배달왕뜸법은 체온을 단 시간에 올릴 수 있다. 이는 난치성 질병에서의 해방은 물론 퇴행성 질환의 개선으로 건강하게 장수를 이룰 수 있는 길을 열 수 있다 하겠다.

몸의 체온을 낮추는 원인이 무엇인가, 또한 인체의 퇴행성 질환이 생기는 이유와 질병은 어떻게 진행되는 것일까? 찬 음식, 찬 생활, 출산 후 몸조리를 잘못해서 등 여러 가지 요인이 있겠으나 가장 큰 요인은 구강호흡에 있다. 인체는 나이가 들면 수면 시 입을 벌리고 자게 되어 오관(입, 혀, 코, 눈, 귀)의 점액이 마른다. 결국 백혈구가 퇴각하여 각종 염증에 시달리게 된다. 오장육부에 질병이 발생하여 각종 기관이나 조직이 퇴행성 질환으로 고생하다 단명하게 된다고 보여 진다.

배달왕뜸의 4초 조절법은 이를 극복하고 정상적인 체온을 유지하도록 한다. 건강한 육신과 정서를 소유한 건강인으로 거듭나 120세 장수를 누릴 수 있게 될 것이다..

*입 호흡으로는 단명한다, 코 호흡으로 장수하자.

필자는 30 여년 전부터 배달왕뜸기를 개발하여 화상의 고통 없이 오랫동안 시구 할 수 있는 길을 열었다. 그래서 난치나 불치병에서 해방되는 과정을 수 없이 목도하게 되었다. 쑥뜸은 각종 방법으로 치료해 보다 더 이상 방법이 없다고 인정될 때 마지막으로 한 번 해 보자는 심정으로 건강을 되찾는 마지막 희망이다.

그렇게 꺼져가는 생명에 한줄기 희망이 되어 소문에 소문이 꼬리를 물고 환자들이 모였다. 화상의 고통 없으니 너도나도 시술을 받을 수 있게 되었다. 꺼져가는 생명의 희망은 다름 아닌 냉한 체온이 따뜻하게 정상체온을 유지하게 되면 건강은 자연히 회복되는 경향을 볼 수 있게 된다. 시술 중 모두가 입을 벌리고 깊은 잠에 빠지고 대부분 코를 고는 것을 볼 수 있다. 시술의 횟수가 거듭될수록 점점 입을 다물고 잠을 자는 것을 볼 수 있게 되었다. 이는 건강상태가 회복 될수록 코로 숨을 쉬고 있다는 것을 알게 되고 코골이도 개선되어 시술 중 잠자는 호흡만 보고도 질병의 치유에 대한 예후를 판단 할 수 있었다.

또 여기서 특이한 점은 환자는 누구든지 왕뜸 시술을 하는 중 깊은 잠에 빠지는 모습을 볼 수 있다. 깊은 잠 속에 건강을 회복하는 묘약이 숨어있는 것을 알게 되었다. 중요한 호르몬인 성장호르몬과 프로스타그란딘, 아세칠콜린, 세로토닌 등 부교감신경을 활성하는 호르몬이나 효소의 생성이 숙면 중에 이루어진다는 것을 입증할 수 있었다. 그래서 왕뜸 시술을 하면 얼굴에 화색이 돌고 손바닥이 붉어져 모세혈관이 확장되어 혈행이 원활해진 것을 보게 된다.

왕뜸 시술 중 쑥이 타면서 쑥이 가지고 있는 우리 몸에 이로운 성분이 공기보다 무거운 연기와 함께 피부에 닿으면 모공을 통해 흡수되어 부족한 영양이 공급된다. 쑥이 타면서 발생하는 원적외선과 도자기 세라믹으로 되어있는 왕뜸용기가 열을 받는다. 이 때 발생하는 원적외선이 상승 작용을 하여 소용돌이 파장을 발생하여 피하 심층 세포의 미토콘드리아를 시동시키면 기 즉 에너지(ATP)를 다량 생산하게 된다. 이 에너지는 혈액을 덥히고 혈관을 확장하고 대사를 촉진하여 노폐물을 배설하여 질병 회복의 원동력이 된다.

2. 전자파, 석유화학제품과 식품 첨가제의 폐해

현대인들은 각종 전자제품의 홍수 속에 파묻혀 살고 있다. 컴퓨터, 스마트폰, 티브이 등은 이미 생활의 일부가 되어버린 지가 오래다.

또 각종 생활용품들은 석유화학제품으로 그 유해파가 도를 넘을 지경에 이르렀다. 일상식용으로 이용하는 식 음료들은 농약 등 화공약품의 폐해는 물론 맛을 내거나 오래 보존하기 위한 첨가물들에 의해 알게 모르게 피해를 당하고 있다. 이런 연유로 각종 난치병이나 불치병이 만연하게 되는데 마땅한 치료 대책을 제시하지 못하는 것이 현실이다.

몸은 아픈데 각종 검사를 해보면 별 이상이 없다고 한다. 환자는 꾀병 아닌 꾀병에 시달리게 된다. 이런 경우는 대부분이 체온이 저하되어 냉 체질인 경우로 각종 대사가 느려진 것이 그 원인이다. 입을 벌리고 잠을 자게 되어 편도선이 냉해져 면역계가 무력해져 체온을 담당한 갑상선 기능이 저하되기 때문이다. 냉 체질이 되고 면역력이 저하되어 각종 잔병에 시달리게 되는 것이다. 요즘 갑상선 암이 가장 많이 발생하는 암으로 올라섰다는 보도를 접하게 되는 이유다. 체온을 정상으로 유지하는 것이 얼마나 중요한지 또 입 호흡의 폐해가 어느 정도인지를 알아보고 그 치유대책을 독자들과 함께 고민해보기 위해 이 글을 쓴다.

3. 음 양의 조화와 건강

사람은 음과 양의 기운이 균형과 조화를 이룰 때 건강한 생명활동을 유지 할 수 있는 것이다. 병약해 지거나 나이가 들어 노인이 되면 자연히 음과 양의 조화가 깨져 입을 벌리고 잠을 자게 되고, 병이 들게 마련이다. 심해지면 항문이 벌어져 변이 새는 것을 감지하지 못하게 되어 기저귀를 차야만 하는 상황에 이른다. 이는 윗입술은 양의 기운이 아랫입술은 음의 기운이 지배하며, 항문을 상하로 나눠 등 쪽을 향한 부분은 양의 기운이 지배하고 아래부위는 음의 기운이 지배하고 있기 때문이다. 음과 양의 기운이 조화와 균형을 이룰 때 입을 다물고 잠을 잘 수 있고 항문의 괄약근도 제 기능을 할 수 있는 것이다.

*음의 기운 : 흙, 물, 나무, 면, 울, 가죽 등 천연물

사람은 음기와 양기 중에 주로 음기에 의지해 생명활동을 이어나간다. 음의 기운을 내보내는 물질은 천연재로 흙, 물, 돌, 나무 등 삼라만상이며, 의복이나 생활용품에서도 면이나 울, 가죽 등 천연섬유에서 음의 기운을 취할 수 있다. 우리가 인테리어를 할 때 나무 등 천연물질을 사용하고, 속옷은 반드시 면제품으로 입고 나일론이나 합성섬유로는 속옷을 입지 않는 것에서 음이온 즉 음기가 우리 몸에 중요하다는 것을 알 수 있다. 질긴 나일론으로 속옷을 만들어 입고 잠을 자고 나면 왠지 개운하지를 않다는 감을 느끼게 된다. 컴프터나 스마트폰을 장시간 하다 보면 지치고 피곤해지며 눈이 침침해지는 것을 느끼게 된다. 전자파는 양이온 즉 양의 기운으로 음의 기운을 소진시켜 지치게 되고 피로를 느끼게 된다. 이때 숲길을 걸으며 기분을 전환하거나 바닷가를 걸으며 철썩이는 파도를 감상하면 기분이 전환된다. 피로가 가시고 생기를 느끼게 되는 것에서 음의 기운이 중요하다는 사실을 알게 된다.

양의 기운 : 컴퓨터 스마트폰, 석유화학제품, 화공약품, 잔류농약, 식품첨가물

요즘 지하철이나 비행기에서 젊은이들은 스마트폰에 빠진 것을 볼 수 있다. 옆 사람과의 대화도 없이 오로지 스마트폰에만 열중이다. 그러다 지치면 그냥 잠에 떨어지고 만다. 이때 자는 모습을 보면 대부분 입을 벌리고 입으로 숨을 쉬는 것을 볼 수 있다. 또 비만인 사람은 반드시 입 호흡을 하고 있는 것을 보게 된다. 이렇게 컴퓨터나 스마트폰에 빠지면 전자파에 의해 가슴이나 눈에 음의 기운이 소진된다. 그래서 눈이 마르고 침침해지고 경항통이나 견비통, 오십견 등으로 고생하게 된다.

현대를 사는 우리는 농약을 치지 않은 농산물을 구한다는 것은 매우 어려운 일이다. 때문에 농약이나 화공약품에 오염된 식품에서 자유로울 수 없는 것이 현실이다. 또 업자가 먹 거리를 제조할 때 맛을 내거나 오래 보존하기 위해 첨가하는 첨가물 등에서 내 보내는 유해파는 양의 기운으로 오장육부는 물론 정서까지 허약하게 만든다.

석유화학제품을 빼고는 우리 생활용품을 찾아보기 힘든 현실이다. 그 폐해는 만만치 않다. 그 구조식이 에스트로겐과 비슷하여 불임의 원인으로 작용하기도 한다. 어린아이들의 장난감에서 배출되는 유해파는 아이들의 성장발육에도 문제를 일으킨다는 보고다.

*양의 기운의 폐해를 줄이자

침실의 풀러그를 빼놓고 침엽수 화분을 하나 놓아두라. 우리가 생활하는데 거실엔 화분이 몇 개씩 즐비하게 있으나 침실에 화분을 놓

아두는 경우는 드물다. 침실의 전기 플러그를 가능한 한 빼놓고 침대 머리맡에 침엽수로 된 화분을 하나쯤 놓아두면 낮에 빼앗겼든 음의 기운을 보충하는 효과가 있을 것이다. 활엽수보다는 침엽수가 산소를 더 많이 내 보낸다. 선인장류는 침엽수라고 하니 무난하리라 보여진다.

우리는 초등학교시절 한 시간을 수업하면 15분을 쉰 기억이 있을 것이다. 45분 동안은 선생님에게서 지식을 습득하는 시간이므로 양의 기운을 취하는 시간이요, 휴식시간은 음의 기운을 취득해 들어온 양의 기운을 상쇄하는 시간이다. 그래서 휴식종이 치기가 무섭게 넘어질 듯 운동장으로 달려 나갔다. 땅바닥에 넘어지고 자빠지며 신나게 놀면 자연히 수업으로 받은 양의 기운 즉 스트레스가 물러가고 기분이 좋아져 신나게 놀던 기억이 난다. 기왕에 생활의 일부가 되어버린 컴프터나 스마트 폰을 45분 하고 15분을 나무 밑이나 흙을 밟고 휴식을 취하는 것이 좋을 것이다. 그래서 음의 기운을 보충하는 지혜를 발휘하면 어떨까 제안 해 본다. 실제로 2살배기 손자 녀석이 보채면 엄마가 스마트폰을 쥐어주어 달랬는데 얼마 후 그 녀석의 자는 모습에서 입을 벌리고 자는 것을 보고 소스라치게 놀라고 말았다. 일정시간 스마트폰으로 달랬으면 유모차를 잔디밭에 끌고 나가 놀게 하였더니 입을 닫고 자는 모습을 볼 수 있게 되었다.

음과 양의 조화와 균형이 깨져 입을 벌리고 잠을 자게 되면 밤새 찬 기운이 입 속으로 들락날락하여 입 속의 점액을 모두 마르게 한다. 급기야는 콧속, 눈, 귓속, 비부동의 점액이 모두 말라 백혈구가 살 곳을 잃어 철수하게 된다. 그렇게 되면 잡균이 번성하여 구취, 구강염,

치주염, 충치, 비염, 축농증, 천식, 알러지, 안구 건조증, 결막염, 중이염, 편도선 염 등이 발생한다. 그렇게 되면 세균이 뇌로 침범할 수도 있을 것이다.

*오관의 점액이 마르면...

혀가 마르며 갈라지면 점액이 말라 세균을 상대하는 과립구가 죽으면서 핵이 파괴된다. 생성된 강력한 활성산소에 의해 상처가 나고 염증을 일으킨다. 수 백 종류의 미생물이 입 속에 기생한다. 미생물의 생명활동은 각종 냄새를 유발하게 되어 대인관계에 지장을 주기도 한다. 이 모든 게 백혈구가 없으니 방어를 할 수 없기 때문이다. 이는 점막에 점액이 말라 백혈구가 철수했기 때문이다. 입맛을 모르게 되어 식욕이 감퇴한다. 코딱지가 생기게 되고 각종 미생물이 서식하게 된다. 비염이 발생하며 비 부강이 건조해지며 냉해지면서 알러지가 생기고 각종 미생물이 기승을 부린다. 축농증으로 발전하여 냄새를 맡지 못하게 된다. 입 호흡으로 정화되지 않은 찬 공기가 흡입되어 기관지 천식으로 발전하고 폐가 차고 허약해져 면역력을 저하시키는 원인으로 작용하게 된다.

눈이 마르고 눈물이 나오지 않게 되면 안구청소가 제대로 되지 않아 눈이 뻑뻑하면서 시력이 저하된다. 각종 미생물이 안구에 상주하게 되어 결막염 등 각종 염증에 시달리게 된다. 귀가 마르면 심각한 소양증으로 고생하며 가려움을 참지 못해 후비다 2차 감염으로 각종 미생물이 창궐하여 중이염 등 고름이나 진물염증에 시달리며 청력이 저하되고 이명이나 이석의 이탈로 어지럼을 심하게 느끼게 된다.

*입 호흡으로 폐가 냉해지면...

찬 기운은 폐를 차게 만들고 산소교환을 위해 올라온 혈액이 식어 전신의 모세혈관을 축소하게 된다. 심장은 전신으로 혈액을 보내야 되는데 혈관이 좁아졌으니 더 많은 압력이 필요하게 된다. 그래서 심장은 폐에게 항의를 하게 되고 폐는 미안하니까 유입되는 공기를 데우기 위해 울대를 미세하게 진동시킨다. 이때 발생하는 진동음을 우리는 코를 곤다고 한다. 이렇게 해도 심장은 만족하지 못하고 계속 투정을 부리니까 하는 수 없이 이미 폐에 들어온 공기를 데워 보려고 더 이상 공기를 받아들이지 않는다. 이것이 무호흡증이다. 무호흡증은 체내의 산소를 부족하게 만들어 낮 시간에 한숨을 유발시키며 만성 피로의 원인으로 작용한다. 혈중 산소농도는 94-98%를 유지해야하나 입 호흡으론 도저히 유지할 수 없게 된다. 그래서 부족한 산소를 보충하려고 한숨을 쉬게 된다. 어느 연구에 의하면 입 호흡으론 코 호흡 보다 산소가 20% 부족하다는 보고도 있다.

*피부의 건조

입 호흡은 폐의 음 기운을 부족하게 하여 전신의 보습을 책임진 폐와 대장을 냉하고 건조하게 해 놓는다. 그래서 손바닥은 폐를 따뜻하게 해 달라는 신호와 음 기운을 보충해 달라고 화끈대면서 신호를 보낸다. 또 대장은 피부를 보습 하고 자 수분을 흡수하여 변비를 만들어 놓는다. 이 변비는 항문 출혈을 일으키고 결국 치질로 발전하게 된다. 폐와 대장은 피부를 보습하여 항병능력을 높여야 하는데 그러지 못해 피부가 건조해지고 피부세포의 미토콘드리아의 활성이 저하되어

주름이 생긴다. 대사가 제대로 안 돼 노폐물이 쌓이고 기미 잔주름 검은깨가 생겨 피부가 윤기와 탄력을 잃고 칙칙해지며 늘어진다. 입 호흡으로 산소가 부족하게 되면 낮 시간에 하품을 자주하게 된다. 적혈구는 산소와 영양의 비율을 맞춰 세포 속으로 공급하면 미토콘드리아는 산소로 영양을 태워 에너지(ATP)를 생산하여 생명활동을 이어간다. 산소 부족으로 균형이 안 맞아 남는 영양은 결국 버리게 된다. 자연히 말단세포의 영양상태가 좋지 않게 되고 기미, 잔주름 등이 성해져 나이가 들어 보이게 된다. 이 모든 게 정상체온을 유지해 주기만 하면 해결될 문제다. 그래서 왕뜸이 필요한 것이다.

4. 부신이 지치면...

부신이 지쳐 스트레스를 해결하지 못하면 간이 대신 일을 한다. 혀를 내밀면 가장자리에 이빨 자국이 보이게 된다. 스트레스를 간장이 해결하고 있다는 증거다. 이렇게 되면 참을성이 없이 성정이 불같아져 작은 일에도 화를 잘 내게 되고 두통을 느끼게 된다. 소화기의 정맥혈 독소를 해독하는 간장이 힘들면 문맥을 차단하여 각종독소가 혈액을 오염시켜 혈액의 점도를 높이게 된다. 소장에서 발생한 가스는 위장을 통해 트림으로 분출되는 과정에서 위장의 산을 함께 끌고 역류하게 된다. 이것이 위산역류의 실체이다.

*폐와 심장은 부모와 같다.

 폐와 심장은 마치 가정의 부모와 같다. 오장이나 4지는 가족과도 같아 부모가 싸우고 있으니 가족이 편안히 잠을 잘 수 없게 된다. 그래서 부모(폐 심장)의 싸움을 말리러 나머지 장부와 4지에 있는 에너지를 가슴에 집중 시킨다. 또한 에너지가 없는 하지에서 에너지를 보내달라고 쥐 등 수족 저림 증세가 나타나는 것이다. 아침 기상시 주먹이 꽉 쥐어지지 않고 걸음걸이가 불편해 진다. 기지개를 해주면 훨씬 편해지는 것을 느낄 수 있다. 가슴에 모여 있는 에너지를 다시 제자리로 불러내는 것이다.

*입 호흡은 부정맥의 원인이다.

 또 입 호흡은 기관지천식이나 알러지, 비염이 생기게 한다. 야간엔 식은땀을 다량 흘리게 된다. 체내의 온도가 1도C, 내려가면 생명활동으로 쓰여진 수분이 기화하여 증발 배출돼야 하는데 냉해진 체내 온도로 다시 응결되어 땀으로 체외 배출하는 것이다. 전신의 모세혈관이 좁아져 심장이 부담을 받게 돼 고혈압이 유발된다. 체온저하는 순환의 불충분으로 이어져 관상동맥 내벽에 노폐물이 쌓여 좁아지게 돼 협심증이나 심근경색, 심부전이 발생한다. 또 폐의 찬 기운 유입은 혈액이 식어 혈관이 좁아지게 되어 혈압을 높일 수밖에 없어 폐에게 계속 항의 하다 보니 자연히 부정맥으로 발전하게 된다. 입 호흡은 위장으로도 찬 기운을 들여보내 위장 내 온도를 1도C 차게 하면 췌액이나 담즙의 기능이 절반으로 떨어진다. 입을 통해 들어온 음식을 4시간이면 진 죽을 만들어 소장으로 보낸다. 하지만 췌장이나 담즙의 기능이 절반으로 떨어지면 4시간 후엔 진 죽으로 소화될 것 같지 않게 느낀 위장은 소화를 촉진하기 위해 위산을 쏟아 붓는다. 위산과다가 되는 것이다. 교감신경이 과항진 되고 결국 진 죽이 아닌 반 죽 상태로 소장으로 내려 보내게 된다.

*부신이 지치면 허리가 아프다.

폐와 심장의 다툼으로 스트레스가 생기게 되고 부신은 밤낮으로 스트레스를 해결하다보니 지치게 된다. 그래서 피로를 쉽게 느끼고 잔주름이 보이며 머리가 빠지며 눈 주위에 다크서클이 생긴다. 이유 없이 멍이 들며 잠을 설치게 되는 무기력의 노화현상이 생기게 된다. 부신이 지친 것은 신장이 가지고 있는 에너지를 전부 써버린 후라 신장은 자기관리영역에 에너지를 보낼 수 없게 된다. 신장은 귓속으로 에너지를 보내야 하며 허리로, 무릎 뒤쪽, 발바닥으로 에너지를 보내야 한다. 그렇지 못하면 각자도생을 해야 한다. 그래서 귓속이 가렵고 허리가 무겁고 시리며, 무릎이 시리고 무력해 지며 발바닥이 화끈거리거나 아프게 된다. 이러한 신호를 통해 에너지를 얻을 수 있게 되는 것이다. 정상 루트로는 에너지공급이 안되니 비정상적으로 에너지를 얻어 생명활동을 하는 것이다.

5. 소장의 미생물총

소장에는 1,000여 종류의 미생물이 1킬로 그램 이상 있다. 소화를 돕는 미생물과 그렇지 않은 미생물이 약 6 : 4의 비율로 상주한다. 맹장은 나쁜 미생물을 억제하고 좋은 미생물을 활성 하는 면역의 균형 추 역할을 한다. 위장에서 각종 소화액이 제 기능을 다해 음식물을 진죽으로 분해하여 소장으로 내려 보내면 이로운 미생물이 복합 다당을 단당으로 분해하여 전신으로 영양을 공급한다. 위장으로 유입된 음식물은 4시간이면 진 죽으로 소화되어 소장으로 보내진다. 하지만 2, 3시간이 지나도 제대로 소화되지 않고 있으면 소화를 촉진 시키고자 위산을 다량 위속으로 유입 시킨다. 이것이 과산이며 위장으로 올라온 가스와 함께 역류해 위산역류라는 현상이 생긴다. 진 죽이 아닌 반 죽상태의 음식물이 소장으로 유입되면 유익균이 분해하다 남은 부분은 유해균이 부패시키게 된다. 이렇게 되면 가스가 차 꾸룩 꾸룩 소리가 나고 독소가 많아져 피를 탁하게 만든다. 간 문맥을 통해 장의 정맥혈을 정화 하는데 독소가 점점 심해지면 간도 힘들어 문맥의 문을 닫아 버리게 된다. 간장에서 정맥혈의 유입을 차단하여 하는 수 없이 위장으로 독소를 포함한 가스가 유입된다. 위장은 충만감을 느끼게 되고 트림을 하게 된다.

*우리 몸의 검문소는 편도선과 맹장

편도선은 우리 몸의 검문소다. 각종세균이나 먼지 꽃가루 등을 대식세포가 탐식작용에 의해 처리한다. 만약 대식세포가 무력해지면 세균들은 대식세포가 가지고 있는 영양과 산소를 탈취해서 무력해진 백혈구 속으로 잠입해 편도선을 통과하자고 명령 내린다. 백혈구는 하는 수 없이 잡균들의 운송수단으로 전락한다. 이것이 소위 말하는 자가 면역질환의 실체이다.

＊편도선이 뚫리고 갑상선이 공격당하면 갑상선 저하증이 된다.

편도선을 통과한 잡균들은 갑상선을 만나게 된다. 갑상선은 우리 몸의 체온과 대사를 관리하는 것이 주 임무다. 새벽 차가운 공기 때문에 냉해진 편도선을 잡균들이 통과 할 수 있었지만 아침이 되어 잠에서 깬 갑상선이 활동하기 시작하면 체온이 쉽게 1도 올라가게 된다. 잡균들은 갑상선이 활동하기 전 맹공을 퍼부어 그 기능을 저하시킨다. 갑상선 기능이 저하되면 대사가 느려져 외부로 배출해야 될 쓰레기가 쌓이게 된다. 그래서 체온이 낮은 부위가 냉해지면서 군살이 쌓이는 비만이 된다. 대사가 느려져 에너지 생산의 저하로 오후만 되면 심한 피로를 호소하게 된다. 혈관이 좁아져 전신적인 냉증을 호소하게 되고 변비로 고생하게 된다. 치질이 생기며 면역력이 저하되어 감기를 달고 살게 된다. 이로서 원인불명이라는 자가 면역질환이 발생하는 과정을 설명할 수 있게 된다.

＊유익균은 책임지는 조직이나 세포가 있다.

소장총의 미생물은 자기가 관리하는 조직이나 세포가 서로 달라 자기가 책임진 조직을 위해서만 음식물을 분해한다. 예컨데 눈동자를 위해 일하는 미생물은 일생동안 눈동자가 필요한 물질만을 분해하여 효소를 만들어 공급한다. 아무리 귀한 물질이라도 나하고 관계 없는 물질은 신경 쓰지 않는다. 우리 몸의 조직이나 세포는 담당 미생물이 없으면 영양이나 효소 호르몬을 공급 받을 수 없어 질병이 발생하게 된다.

췌장의 베타세포에서 인슐린을 생성한다. 하지만 베타세포에 인슐린을 만들 수 있는 효소를 공급해 주어야 인슐린을 생산 할 수 있다. 당뇨는 소장의 췌장 베타세포 담당 미생물이 소멸하면 인슐린 생산에 필요한 효소를 생산할 수 없게 된다. 그래서 외부에서 인슐린을 공급 받아야 하는 당뇨병으로 고생하게 된다. 당뇨병이란 질병발생의 원인은 다름 아닌 담당 미생물의 건실 여하에 달린 것이다.

*성미귀경

우리 선조들은 성미귀경이라 하여 그 성상과 빛깔 맛 냄새 등을 따졌다. 뿌리는 하초로 가고 몸통은 중초로 가며 열매나 가지는 상초로 간다고 하였다. 흰색은 폐로, 붉은 색은 심장으로, 노란색은 비장으로, 푸른색은 간으로, 검은색은 신장으로 간다고 보았다. 매운맛은 폐로 쓴맛은 심장으로, 신맛은 간으로 단맛은 비장으로, 짠 맛은 신장으로 간다고 보았다. 현대 과학적으로 소장의 1,000 여종 미생물이 소화를 위해 분해를 하여 흡수를 돕는다고 밝혀냈으나 각각의 물질의 귀경에 대하여는 아직 연구한 것이 전무한 실정이다.

그러나 동양에서는 수천 년 전부터 성미귀경이란 원칙아래 각종방제가 처방되었다. 이는 소장총의 미생물이 각자가 담당하는 장기나 조직이 있어 그 장기나 조직을 위해서만 일생동안 일을 한다는 것을 알게 되었다. 그래서 배를 따뜻하게 하여 소장총의 유익한 미생물을 활성 시켜야 건강을 유지 할 수 있는 것이다.

맹장은 유익균을 활성 시키고 유해균을 억제하는 역할을 한다. 상한 음식이나 감염된 음료를 먹게 되거나 항문을 통해 유입된 세균이 소장말단으로 역류 될 때 맹장은 유해균을 퇴치하는 면역 기관이다. 평소에 소장의 유익균은 세루로이드(장섬유)을 거들떠보지도 않는다. 그러나 일단 외부에서 병원균이 들어오면 장내 상재균 보다 야성이 강하다 그래서 전투를 해봐야 1:1로는 이길 수 없기 때문에 설사를 시켜 침입한 병원균을 떠내려 보내야 한다. 이때 장 점막에 의지해 피난처를 구한 유익균을 제외한 나머지 유익균의 피난처가 다름 아닌 맹장이다. 맹장은 평소 떠내려가는 세루로이드를 차곡차곡 쌓아 놓았다가 이때 허기에 지친 유익균에게 먹이로 제공 한다 유익균은 이를 먹고 젖산을 생산하게 되는데 맹장은 이 젖산으로 유해균을 억제하는 역할을 하게 된다는 것은 듀크 대학에서 논문으로 발표한 바 있다.

그동안 거추장스런 쓸모없는 장기라고 마구 잘라내는 수모를 당한 맹장의 쓰임새가 이제라도 밝혀져 다행 중 다행이라 생각된다. 유익균과 유해균의 균형이 깨져 유해균이 우위에 서면 분해가 덜된 음식물을 부패시키게 되어 가스가 차고 혈액이 탁해지고 방귀가 독해진다. 변비가 생기고 항문의 출혈 등 항문질환이 생기며 결국엔 치질로 발전한다. 유해균의 우위는 유해균의 적인 맹장을 공격하게 되어 맹장염을 발생시켜 장내 면역이 붕괴될 뿐 아니라 영양이 부실해지게 된다..

6. 체온이 냉해지면 오관이 노화를 느낄 수 있다.

인간의 생로병사에서 노화란 생식능력을 상실한 생체의 퇴출과정이라고 필자는 느낀다. 지구라는 주인이 생식이 끝나고 자식을 키워놓은 인간을 무위도식 하게 두지 않고 즉시 퇴출코자 하나 자식을 낳아준 공로를 인정해 세상을 누리게 하며 서서히 노화시키는지도 모른다. 노화가 진행될수록 신체의 기능이 저하되고, 위축되어 생명활동의 유지가 힘들어지면 죽음을 맞게 되는 것이다. 노화과정은 질병을 동반하기 마련이다. 그렇게 되면 시각, 청각, 후각, 미각, 평형감각의 능력이 감소하여 지능이나 인지기능 운동능력이 떨어지는 것이다.

베르린에 거주하는 75-103세 노인 516명을 연구한 바에 따르면 노인의 지능감소요인으로는 청력감소 65%, 시력저하 75%, 평형감각 저하가 83%를 차지하였다. 이런 노화에 따뜻한 기운으로 냉해진 체온을 정상으로 올리는 방법이 최선이다. 그래서 왕뜸법은 체온을 높이고 다량의 에너지를 생산 할 수 있어 조직이나 세포의 기능을 높여 항노화의 대안으로 떠오른다.

*시각의 저하

백내장이나 황반변성이 아니더라도 노인이 되면 시력이 저하되게 마련이다. 동공크기가 줄어들기 때문인데 눈을 통과하는 빛의 량이 줄어 어두운 곳에서 더욱 시력이 떨어진다. 또 빛에 대한 반응이 느려져 밝은 곳에서 어두운 곳으로 나오거나 반대의 경우 적응속도가 느려져 쉽게 넘어지거나 추락할 가능성이 높아진다. 나이가 들면 옆에 지나가는 사람이나 자동차를 미처 발견하지 못하고 자꾸 부딪친다. 망막주변부의 신경세포가 감소하여 시야가 좁아져 주변을 잘 보지 못하게 된다. 75세의 노인은 젊었을 때의 2/3로 줄고, 90세는 1/2로 줄어들어 눈앞의 장면을 절반밖엔 볼 수 없게 된다.

한방에선 눈은 간에서 관리한다는 이론이 있다. 필자의 소견으론 간에서 60%, 나머지 장기에서 40%를 책임진 것으로 임상에서 느낀다. 필자의 4초 조절법으로 정상체온이 유지되고 오장육부와 정서가 안정되고 특히 간 기능이 좋아지고 쑥의 세포 부활능력에 의해 노안이 확실히 개선되면 노화를 늦출 수 있다고 믿는다.

*청각의 저하

노인들은 전화통화를 할 때 자주 되묻게 되는 것을 볼 수 있다. 이것이 청력이 감퇴했다는 신호인데 본인은 인정하려 하지 않는 경향이 있다. 나이가 들수록 남자는 고음에 여자는 저음에 취약해진다. 이는 청신경세포의 감소로 귀에서 뇌까지 모든 청신경세포가 감소하며 청력이 저하된다. 달팽이관의 청신경세포가 신생아의 50%로 감소하면 청력이 감퇴하기 시작한다. 90% 이상 감소하면 사람의 말소리의 분별력이 현저히 저하된다. 연구 보고에서 보통은 65-75세에 30% 감소하고 75세 이상에서는 50% 감소하는 것으로 나타났다. 이럴 때 귓속이 가렵고 허리가 아프며 발바닥이 화끈대거나 땅을 밟으면 아프게 된다. 한방에서는 신장이 허할 때 나타나는 증세로 신장과 부신을 보해주면 증상이 개선된다고 보고 있다. 왕뜸으로 체온을 올리면 자연히 면역력이 높아지고 부신을 포함한 신장의 기능이 회복되면서 청력이 개선된다.

*후각의 노화

우리는 "냄새를 맡을 수가 없어요"란 호소를 자주 듣게 된다. 이는 콧속의 점액이 말라 백혈구가 살 곳을 잃어 철수하게 되면서 잡균이 들어와 상주하게 되기 때문이다. 비염이 생기게 되며 심해지면 냄새를 못 맡는 축농증으로 발전한다. 그래서 후각 기능을 저하시키게 되고 다시 복원시키기 힘들게 된다. 후각이 감소하는 시기는 50대부터 나타난다. 6. 70대는 더욱 감소하여 20%, 70대는 30%, 80-90대는 60% 감소하여 후각 장애를 받는다. 이는 후각 신경세포의 숫자가 감소하여 나타나며 재생력도 저하되어 자연히 그 수가 줄어들게 된다. 또 후각신경세포의 신경중추세포에도 노화가 진행되어 더욱 후각의 노화를 촉진한다. 다시 백혈구가 돌아올 수 있도록 체온을 높이고 점막에 점액이 충만해지면 백혈구는 다시 돌아와 잡균들을 퇴치해 낸다. 비염 축농증 등 질병이 치유돼 다시 냄새를 잘 맡게 된다. 높아진 면역력에 의해 폐가 건강해지고 콧속이 젊어지면서 후각이 개선된다.

*미각의 노화

남자는 40대초, 여자는 50대에서 미각의 감퇴의 노화가 시작된다. 미각의 퇴화는 미각관련세포의 숫자 보다는 뇌에서 미각중추에로의 자극전달 전도기능이 떨어진다. 입안 점막이 얇아지고 점막혈관의 동맥경화로 영양공급이 장애를 받게 되기 때문이다. 입안 위생상태가 좋지 않아 미각기능이 저하되고 먼저 짠맛기능이 저하되어 노인들은 짠맛을 더 찾게 된다. 노화가 진행될수록 단맛, 쓴맛, 짠맛, 신맛, 매운맛의 모든 맛의 인지능력이나 식별능력이 저하된다.

여대생과 노인의 입맛 비교연구에서 단맛은 2배, 짠맛은 5배, 신맛은 4배, 쓴맛은 7배로 강한 자극을 주어야 노인이 여대생의 맛을 같이 느끼게 된다고 한다. 약을 오래 복용한 노인의 경우 짠맛을 인식하는 능력이 10배나 저하되어 있다는 놀라운 사실이다. 짠맛은 신장의 맛으로 그만큼 양방 약이 신장의 기능이 취약 하다는 것을 의미한다.

혀는 오장이 다 같이 관리하는 관계로 오장의 기능과 관계가 있고 소장총의 미생물과 깊은 관련이 있다. 소장의 미생물은 나이가 들수록 그 숫자가 줄어 영양이나 효소생산이 저하되게 마련이다. 또 체온이 내려가면 유익균과 유해균의 균형을 조절하는 맹장의 기능이 저하되는 것도 문제 중 하나다. 이들 미생물은 담당하는 조직이나 세포가 달라 책임지고 있는 조직이나 세포를 위해서만 일을 한다. 담당 미생물이 필요한 영양이나 효소를 생산해 보내 주어야만 생명활동을 하는 것이다. 미생물의 숫자가 줄어들었으니 그 관리가 제대로 되지 못하고 미미해져 입맛을 못 느끼게 된다.

입맛이란 장내 미생물의 작용이다. 특정 미생물이 담당하는 조직이나 세포가 필요한 영양소가 있으면 그 미생물이 그 영양이 들어있는 음식을 먹고 싶게 만든다. 배가 고픈 것은 오로지 미생물의 신호일 뿐이다. 항생제를 오래 투약하면 유익균과 유해균 중 유익균이 유해균보다 약해 먼저 죽게 된다. 그래서 식욕이 전혀 없어 입맛을 모르게

된다. 이렇게 식사를 못하게 되면 영양실조로 각종 기능이 저하되어 급속히 노쇠가 진행 된다

*평형감각의 노화

나이가 들면 몸이 자꾸 앞으로 쏠리며 넘어지게 된다는 걱정을 많이 듣게 된다. 운전을 하고 목적지에 닿아 주차를 하고 문을 열고 내리려는데 그만 앞으로 넘어지는 경우를 종종 접하게 된다. 노인들은 넘어질 때 팔이 먼저 땅을 짚어주어야 하는데 신경전달 속도가 둔화돼 그렇지 못하게 되어 얼굴에 심한 상처를 입게 마련이다. 심하면 뇌를 다쳐 심각한 경우를 당하기도 한다.

사람의 자세유지는 시각과 근육 관절의 고유 감각 그리고 전정 감각의 정보가 소뇌에서 통합조정 되어 유지된다. 보통 한 가지 기관의 고장은 인간의 복원력에 의해 쉽게 개선되어 평형을 유지하게 된다. 노화로 세 가지 기능이 떨어지면 복원력이 저하되어 평형을 유지할 수 없게 된다. 전정 신경의 기능 저하는 머리나 몸의 위치변화의 인식 기능에 문제가 생기고 아주 짧은 시간이지만 동공의 움직임을 적절히 조절하지 못해 주변 환경이 흔들려 보인다. 노인성 어지럼증은 자세를 바꿀 때 발생한다. 몸이 휘청댄다. 어지럼증 자체도 괴롭지만 자주 넘어지는 것이 문제다.

65세는 20%가 자주 넘어지고, 일상생활에 30-40% 지장을 받게 된다. 이 모든 노쇠를 반전 시킬 수 있는 대안은 오직 정상체온을 유지하는 것이다.

왕뜸 시술로 많은 분들이 워커에서 지팡이로 돌아가고 또 지팡이

를 버리는 경우가 있게 된다. 그래서 노인질환엔 왕뜸이 최고라고 자부한다.

*코 호흡을 하면 폐와 심장이 평화를 유지한다

심장과 폐가 평화가 유지되면 나머지 장부나 4지에 에너지공급이 순조로워 기혈 순환이 제대로 이루어져 나머지 장부가 제일을 할 수 있게 된다. 4지에도 에너지가 충분히 조달돼 밤에 자주 나는 쥐도 사라진다. 코 호흡으로 숙면을 하면 각종 호르몬이나 효소의 생성공급이 원활해져 노화되던 조직이나 세포가 다시 활력을 얻게 된다. 심장은 자기 일만 열심히 할 수 있으니 부정맥은 자연히 해소되고 관상동맥도 확장되어 통증이 사라진다. 부신 또한 낮 시간에만 스트레스를 해결하게 되고 여유를 되찾게 된다. 신장이 자기 관리영역인 귓속, 허리, 무릎, 뒤쪽 발바닥까지 에너지를 공급할 수 있게 돼 각종 증세가 가라앉는다. 소화력도 높아지고 배변력도 좋아져 속도 편해지며 뒤도 편해진다. 코 호흡으로 산소가 충분히 공급되어 낮 시간 산소를 보충하느라 쉬던 한숨도 사라지며 천식, 알러지, 비염 등이 개선된다. 여러 번 소변을 보러 일어나 밤잠을 설치던 것도 개선돼 숙면 할 수 있게 된다.

자가면역질환은 입 호흡으로 편도선이 1도C 이상 냉해져 편도선을 지키는 대식세포가 탐식능력을 잃어 찬바람을 타고 쳐들어온 각종세균이며 먼지 꽃가루 등을 처리하지 못하기 때문이다. 역으로 어느 백혈구가 영양과 산소를 잡균들에게 탈취당해 기력이 빠지면 잡균들이 백혈구 속으로 잠입한 후 검문소인 편도선을 넘자고 하여 잡균들의 운송수단으로 전락한 것이다. 이렇게 편도선을 통과한 잡균은 갑상선을 만나게 되는데 갑상선은 우리 몸의 체온을 관리하고 있다. 새벽에 추울 때 편도선을 통과 당하였으나 잠이 깨 갑상선이 활동을 시작하면 체온 1도 올리는 것은 쉬운 일이라. 그래서 편도선을 넘자마자 갑상선을 공격하여 그 기능을 낮춘다. 갑상선 기능이 저하되면 대사가 느려지고 그래서 체온을 올릴 수 없게 된다. 이렇게 되면 우리 몸에서 가장 냉한 부위부터 군살이 쌓이게 되는데 엉덩이 넓적다리 아랫배 등에 군살이 쌓여 소위 비만이 이루어진다.

갑상선 기능을 저하시킨 잡균들은 안심하고 백혈구에 잠입해 전신을 돌면서 어딘가 취약한 부위가 있으면 백혈구에서 내려 공격을 한다. 내 면역세포가 나를 공격하는 것이 아니라 잡균들의 공격을 받고있는 것이다. 그러면 잡균의 공격을 면역세포에게 공격당하는 것으로 착각하게 된다. 아무튼 다시 체온을 1도만 올리면 백혈구는 다시 탐식능력이 생기고 백혈구 속에 들어있는 잡균은 간단하게 소멸 시킨다. 자가 면역질환은 체온을 1도만 올리면 치료 될 수 있다고 주장하는 바다.

＊정상 체온과 배달왕뜸은 면역억제제를 무력화 시킨다.

　우리는 신장이나 간장을 이식하거나 임플란트를 할 때 면역억제제를 처방 한다. 수술을 하려면 절개를 해야 된다. 그 과정에서 체온이 낮아지고 복압이 약해져 면역력이 약해지게 된다. 이때 면역억제제는 약해진 면역을 기준으로 하게 마련이다. 면역을 억제해 놓으면 각종 장부가 그 기능을 제대로 수행하기엔 부족한 면역을 갖고 있어 위축되게 마련이다. 각종 염증의 감염이나 발병에 속수무책이 된다. 그래서 수술한 장기를 제외한 나머지 장기에 각종 병증이 나타나게 되어 오장 전체로 질병이 전변하게 된다. 그러나 왕뜸 시술로 체온을 정상으로 올리면 면역력이 극대화되어 약한 상태에서 면역억제제는 힘을 발휘 할 수 없게 된다. 이는 수술한 장기가 정상체온으로 강해진 면역력 덕분에 장기로서 기능을 훌륭히 해 내게 된다. 자기와 비자기를 판별하는 특수면역세포도 이식 장기가 일을 잘하는데 구태여 비자기라고 공격 할 것이 아니라 공생하는 것이 더 유리하다고 판단하여 함께 살게 된다. 나머지 장기도 그동안 면역이 함께 억제되어 각종 잔병에 고생하였으나 면역력이 극대화되어 각종 병증을 신속히 해결하고 건강인으로 다시 태어나게 된다.

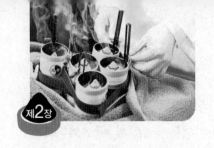

제2장

쑥(艾葉)의 작용과 효능

1. 쑥(艾葉)의 작용

　단군 이래 우리민족에게 가장 친숙한 쑥은 그 어느 식물보다 생명력이 강한 풀이다. 예로부터 우리 선조들은 일찍이 쑥의 작용과 효능을 체득하고 식용은 물론 질병치료에도 여러 방면으로 활용하여 왔다. 상처가 났을 때는 지혈제로 사용하고 심지어 악귀를 쫓아내는 상징물로도 쓰였다.

　[동의보감]에 의하면 "쑥은 오래된 여러 가지 질병과 부인의 붕루를 낫게 하여 안태를 시키며 복통을 멎게 하고 적리와 백리를 낫게 한다. 오장치루로 피를 쏟는 것과 하부의 의창을 낫게 하며 살이 살아나게 하고 풍한을 헤치며 임신하게 한다."고 기록되어 있다.

　[본초강목]에는 "쑥은 속을 덥게 하여 냉을 쫓아내며 습을 덜어준다. 기형을 다스리고 자궁을 따뜻하게 하며 모든 출혈을 멎게 한다. 배를 따뜻하게 하고 경락을 고르게 하며 태아를 편안하게 한다. 또

복통과 냉리, 곽란으로 사지가 틀리는 것을 다스린다." 고 기록되어 있다.

이밖에도 쑥은 음기를 북돋아주며 피부에 윤기와 활력을 주고 피를 맑게 하여 혈색을 좋게 하며 간 기능을 좋게 하는 등 여러 가지 효능이 있다.

또한 현대의학에서도 쑥뜸은 조직세포의 기능을 촉진시키고 지혈, 진통, 병리조직의 제거작용 등을 한다는 연구보고도 발표한바 있다.

쑥의 성분은 칼슘, 섬유, 비타민A, B, C와 다량의 엽록소를 가지고 있다. 특히 쑥의 잎에는 비타민A의 베타카로틴이 풍부한데 이것이 부족하여 인체에 세균이나 바이러스가 침투했을 때 저항력을 상실한다고 한다. 베타카로틴은 항암효과가 있다고 밝혀져 있는데다, 쑥에는 항암작용을 하는 복합 다당체도 함유되어 있다고 보고되어 있다. 그리고 감기의 예방과 치료효과가 큰 비타민C도 많고 음식으로부터 얻기 힘든 칼슘도 많아 영양의 균형을 이루며, 세포재생 부활력이 강한 엽록소 또한 풍부하다. 쑥을 오래도록 복용하면 면역력이 강화되어 감기에 걸리지 않고 피로감도 사라지게 되며 질병에 걸릴 위험도 줄어들게 된다.

수분	81.4%	칼슘	93.0mg	비타민B2	0.16mg
단백질	52.0%	철	10.9mg	비타민C	20mg
지질	0.80%	인	55.0mg	니아신	4.5mg
당질	6.90%	비타민A	7,940iu	에너지	56kcal
회분	2.00%	비타민B1	0.44mg		

쑥의 성분(100g당) 〈농촌진흥청 식품분석표〉

쑥의 엽록소는 광합성에 의해 생성된 것으로서 광합성은 원적외선에 의한 것이다.

쑥은 연소할 때 고열이 발생하며 그 열 속에서 원적외선이 발생한다. 원적외선은 쑥이 함유한 각종의 약기운(생혈에너지)을 인체의 피부 깊숙이 피하조직에 침투시켜 혈행을 원활하게 하여 몸속을 덥혀 주는 역할을 한다. 원적외선에 의해 생성되었던 엽록소가 연소되어 없어질 때 다시 원적외선을 환원시켜 방출하는 것이다. 이 원적외선은 피하 심층까지 침투되어 미세한 진동의 전자파를 발생시켜 미토콘드리아를 시동하여 발전을 일으키게 된다. 원적외선은 원자와 분자가 진동을 일으키는 공명 흡수에 의해 열 반응을 일으키는데 피하 심층의 온도가 상승하여 미세혈관의 확장, 혈액순환의 촉진, 신진대사장애의 일소, 조직세포의 부활, 효소생성을 촉진한다. 또 쑥 기운은 원적외선을 타고 피부 깊숙한 피하 조직에 유입되어 체액을 6각수로 만들고 오장육부로 들어가 장부의 허실을 조절 조화와 균형을 잡아 건강을 회복할 수 있게 한다. 종양세포나 바이러스 감염세포 내성세균 곰팡이 등을 자살시켜 난치병을 해결한다.

2. 쑥(艾葉)의 효능

- 소화성궤양에 대한 세포 보호
- 간염 간경화 간암치료
- 담즙분비와 배설 촉진 및 내피세포의 증식 촉진

- 혈당 강하
- 항 경련 및 진정 작용
- 항염증 및 살균작용
- 살충 및 말라리아 치료
- 항 종양, 항 바이러스, 항 곰팡이
- 지혈작용 및 산한지통
- 미토콘드리아활성 체온향상 냉증해소
- 말초혈관확장
- 혈행촉진 생리통치료
- 눈 망막세포 보호 및 재생
- 생체 오염, 훼손된 유전자의 재생
- 유해산소의 과산화반응 억제
- 인터페론 생산 촉진으로 면역력 제고
- 항 알러지 작용

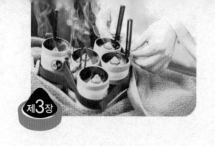

제3장

배달왕뜸이란?

1. 배달왕뜸의 연구배경

　30분 이상 직접 뜸으로 환자를 치료하다보니 강력한 화기를 참아낼 수 있는 체력이 필요한 것을 알게 되었다. 가까운 사람들이 난치병으로 신음하고 있지만 항암 치료로 체력이 고갈되어 30분 이상 뜸의 고통을 참아내지 못하고 중도에 실패하는 것을 보았다. 그러면 결국 죽음을 맞게 되기 때문에 화상을 입지 않고도 뜸의 효과를 낼 수 있는 쑥뜸법을 연구하게 되었다. 우리민족이 배달민족인 것에서 배달왕(쑥)뜸법으로 칭하였다.

　직접뜸으로 중완, 단전, 족삼리 혈에 30분 동안 타는 뜸장을 계속해서 뜨게 될 경우 치료되지 않는 병이 없었다. 하지만 직접(直灸)뜸은 그 효능은 인정하지만 막상 시구를 하려고 해도 보통 사람들은 망설이다가 포기하는 경우가 많이 있다. 살을 태우는 고통 없이 뜸의 효과를 극대화 할 수 있는 방법에 골몰하던 중 마침내 세라믹에서 발생하는 원적외선으로 쑥의 열기 및 약 기운을 몸 속 깊이 침투시킬 수 있다는 점에 착안하여 세라믹 도자기로 된 간접 쑥뜸기를 개발하게 되었다.

2. 배달왕뜸의 효능

쑥이 연소되면서 발생하는 원적외선은 쑥 기운을 피부 깊숙한 곳에 있는 피하 심층 조직까지 침투시켜 혈행을 좋게 하고 몸을 따뜻하게 해준다. 또한 원자와 분자가 진동을 일으키는 공명 흡수에 의해 열반응이 되어 피하 심층의 온도가 상승함으로써 미세 혈관의 확장, 혈액 순환의 촉진, 조혈 작용의 왕성, 신진 대사 장애의 일소, 조직 세포의 부활 및 효소 생성의 촉진이 일어난다. 이렇게 중요한 대사를 촉진함으로써 체내에 남아 있는 독소를 가스화 시켜 체외로 배출시키고, 노폐물이나 불필요한 유해축적물은 수분으로 분해하여 배출한다. 또한 가스나 수분으로 분해되지 않는 포화 지방산 등은 끈적끈적한 형태로 대변과 함께 배설한다. 항상 느끼는 바이지만 쑥뜸의 효능은 참으로 불가사의하다.

임상 경험 속에서 터득한 뜸의 효능을 간추리면 다음과 같다.

① 급성 또는 만성 질병의 염증이 퍼지는 것을 막고 통증을 완화시킨다. 또한 한사를 몰아내고 어혈을 풀어준다.
② 면역기능을 높이는 작용이 탁월해진다. 쑥 기운이 유기체에 작

용하여 면역 형성에 필요한 보체, 옵소닌, 응집소, 침강소 등의 항체들이 늘어나는 데 영향을 주기 때문이다.

③ 모세혈관을 확장시켜 혈행을 원활히 하므로 혈색이 좋아지고, 백혈구와 적혈구의 수를 증가시켜 헤모글로빈, 혈소판 등 혈액을 건강하게 하므로 빈혈이 없어진다.

④ 소화기 계통의 질병에 탁월한 효과를 나타낸다. 위나 장의 운동을 정상화시키므로 식욕이 증진되며, 소화 기능을 높여 변비나 설사가 없어진다.

⑤ 신경 계통이나 내분비선의 기능을 조절하여 진정 작용, 진통 작용을 한다. 그 결과 중풍, 당뇨, 불면증, 우울증, 자폐증, 정신 분열증의 치료에 효과적이다.

⑥ 혈액의 조성 성분을 높이고 혈액을 맑게 정화시킨다. 따라서 신부전증 환자가 뜸을 뜨게 되면 뜸의 정혈작용으로 투석의 효과가 있어 갑작스런 혈압의 요동이나 여기저기 저림증이 개선되어 투병에 도움이 된다. 어느 신장병 환자는 6개월 왕뜸 시술 후 병원검사에서 담당 주치의가 당신의 콩팥은 현재 나이 보다 20년은 젊은 신장을 소유하고 있다는 진단을 받은 일도 있었다.

⑦ 몸속의 모든 독소를 가스로 분해한 후 체외로 배출하여 몸을 정화시켜 준다. 때문에 방귀가 자주 나오게 되고, 한기를 느끼게 된다. 노화의 주범인 활성 산소 또한 가스화 시켜 배출한다. 그래서 왕뜸은 회춘의학이요 장수의학이라 한다.

⑧ 몸속의 노폐물을 가스나 물로 분해하여 체외로 배설함으로써 소변의 양이 증가한다.(직접(直灸)뜸일 때에는 진물이 나온다.)

⑨ 가스나 물로 분해되지 않는 노폐물인 지질(포화 지방산)을 변과 함께 배설하기 때문에 끈적끈적한 변을 보게 된다.(직접뜸일 때에는 고름으로 배출된다.)

⑩ 불치병인 암 퇴치에도 효과적이다. 체온을 올릴 수 있어 면역력이 극대화되어 암과의 전투에서 승리 할 수 있다. 그 치료효과가 2.7배 높아진다는 보고도 있다.

⑪ 현대 의학의 한계인 에이즈 등 바이러스 질환에도 유효하다. UCI와 필자의 공동 연구에서 쑥 연기나 쑥 농축물은 이상세포(암, 바이러스 감염세포)의 수용체를 갖고 있어 세포막을 손쉽게 열고 들어가 DNA의 나선을 절편내고 미토콘드리아의 막을 붕괴시켜 자멸(Apoptosis)하게 한다는 연구 결과다. 이 연구결과를 원용하면 조류독감 구제역 에볼라 등 인류의 생존을 위협하는 역질들의 해답을 찾을 수 있다고 확신한다.

⑫ 마른 사람은 살찌게 하고 비만인 사람은 표준 체형에 맞게 살을 빼준다.

⑬ 5장 6부는 물론 정신 신경계 등 몸 전체가 강하게 되어 전신이 쓰고도 남는 에너지가 있어 정력이 강해지고, 정자 숫자도 많아지므로 임포텐츠(음위), 조루, 불임에서 해방된다.

⑭ 인체에 온실 효과를 주어 체온을 높이고 면역력을 높여 신진 대사가 원활해짐으로써 식욕이 왕성해지고, 소화는 물론 배설도 잘하는 건강한 체질로 바꾸어주어 10년 이상 젊게 만든다.

⑮ 해독 작용이 강해 알코올, 마약, 농약 중독에서 해방된다. 제초제를 음독한 사람이 뜸으로 생명을 구한 예는 허다하며, 20 여년 간의

알코올 중독에서 완전히 해방 된 예도 있다. 그래서 항암치료나 방사선치료의 해독이 가능하다.

⑯ 여드름, 기미 등 얼굴의 잡티를 없애주므로 볼은 항상 홍조를 띠고, 탄력 있고 건강한 피부로 만들어준다. 얼굴 주름이나 기미 주근깨 등은 보톡스나 레이저가 아니라 왕뜸으로 그 해답을 찾는다.

⑰ 체내에 있는 활성 산소를 가스화 시켜 체외로 배출한다.

⑱ 백회에 뜸을 뜨면 생장 호르몬의 생성되어 세포 부활 물질의 활성화가 일어나 전신의 세포가 부활되므로 상처 난 부위가 쉽게 아문다.

⑲ 산성화된 혈액을 약알칼리의 정상 혈액으로 만들어 준다. 병든 세포 주위 체액은 5각수로 되어있으나 왕뜸은 이를 6각수로 만들어 강알칼리에서 소멸하는 종양세포나 바이러스를 퇴치한다.

⑳ 혈관의 확장은 물론 수축 작용도 있어 심장 기능을 촉진하는 아드레날린의 생성을 촉진시켜 심장 질환을 개선한다.

㉑ 혈압을 높여주거나 낮춰주어 정상 혈압을 유지 시킨다.

3. 배달왕뜸 기구

배달 왕뜸기는 굴뚝같은 세라믹 원통에 상하로 높낮이를 조절 할 수 있는 밸브가 부착되어 있다. 쑥이 연소하며 열이 발생할 때, 뜨거우면 높이를 상향 조절하여 피부와 뜸불의 간격을 넓혀 쾌적한 온도의 쑥뜸을 할 수 있다. 장기간 시구를 할 수 있어 생활 습관성 만성질병의 치료에 효과를 볼 수 있는 획기적인 제품이다.

최상품질의 뜸쑥으로 만들어진 배달왕뜸기 전용 왕뜸봉이다.

쑥뜸의 전통적인 모양인 원뿔형태로 되어있어 불을 붙이기 용이하다.
각각 왕뜸봉의 무게가 동일하기 때문에 동시에 여러 곳에 뜸을 뜨실 때
균일한 열감을 유지할 수 있는 장점이 있다. 다른 물질을 첨가하지 않고
뜸쑥 자체만으로 성형하였기에 안심하고 사용하실 수 있다.

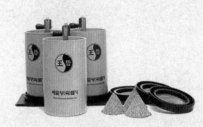

→ 면역력 체계강화
→ 진통과 진정작용
→ 혈액순환의 촉진
→ 각종부인성 질환
→ 중풍등 신경성 질환 및 예방
→ 복부비만등 다이어트 프로그램
→ 고.저혈압등 혈압불균형 해소
→ 퇴행성 질환의 완화 통증 해소
→ 각종 난치성 만성질환 예방
→ 만성적인 소화기계통 질환

뜸 고정 받침대는 1구, 2구, 3구, 〈사진〉
5구, 6구, 7구가 있다.
오른쪽의 사진은 3구이다.

한국 일본 미국 특허 등록

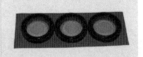

뜸 놓을 위치에 받침대를 올려놓고 〈사진〉
테이프로 잘 붙인다.
이때 주의해야할 점은 뜸 기운이
빠져 나가지 않도록 틈이 없도록
붙여야 한다.

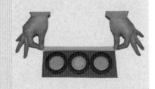

뜸고정 받침대에 용기를 올려놓는다. 〈사진〉
받침대의 홈에 정확히 밀착된다.

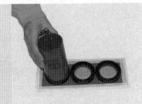

모두 밀착시킨 후의 모습이다. 〈사진〉

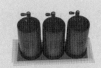

끈으로 잘 고정시킨다. 〈사진〉

이제 용기에 쑥봉을 올려놓는다. 〈사진〉

쑥봉에 불을 붙인 후 〈사진〉
제일 아래쪽으로 내린다.

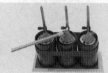

처음에는 끝까지 최대한 내리고, 〈사진〉
시간이 지나면 지날수록 따뜻해지기도 하고 간
질간질하기도 하다가 어느 정도 시간이 지나면
뜨거워진다. 그대로 두면 화상을 입게 되니 까
만 손잡이를 돌려 온도를 조절해야 한다.

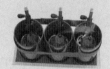

1구 받침대를 쓸 경우에는 〈사진〉
고정테이프를 그림과 같이 붙여서 사용한다.

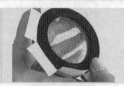

오른쪽의 그림은 〈사진〉
7구 받침대 사진이다.

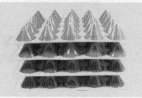

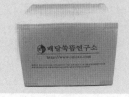

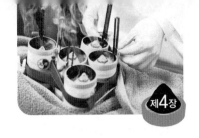

제4장

배달왕뜸과 면역

1. 배달왕뜸은 몸으로 먹는 보약이다.

입으로 먹는 보약은 시간이 걸려 약효가 나타나지만 몸으로 먹는 보약은 그 효과가 즉각적이다. 뜸을 할 때 방사되는 뜸 기운 중 원적외선은 우리 몸의 생명활동을 원활히 하여 인체의 각종 질병을 막아내는 원동력인 면역력의 기본인 것이다. 원적외선은 미세한 진동과 소용돌이에 의해 열 반응이 되어 체온을 높이고 모세혈관을 확장하여 혈행을 촉진하여 신진대사를 원활하게 하여 면역력을 높인다. 체온이 1도C 저하되면 30%의 면역력이 저하되고, 1도 상승하면 5배나 면역력이 상승 한다고 한다.

뜸 기운은 강 알카리성의 미네랄 성분으로 구성되어 있으며 적혈구에 의해 전신으로 이송되어 림프절에서 방출되어 약알칼리성인 정상세포는 보호하고 산성이온 쪽인 암세포, 바이러스 감염세포, 병든 세포의 수용체를 갖는다. 강알칼리 이온인 뜸 기운은 병을 치료하는 것이 아니라 5각수의 물을 6각수로 만들어 면역 시스템을 지원하는 역할을 한다. 인체에는 극소량의 면역 활성 물질이 자연적으로 생성되어 몸 구석구석에서 발생하는 각종 재난에 대응 하게 된다. 이 면역 활성 물질은 비교적 강알칼리성 물질에서 활성 하는 특징이 있다. 정상적인 인체는 이 면역 활성물질이 면역력을 활성화시켜 박테리아 바이러스 진균류 암세포 등 이상세포를 죽이고 활성산소를 중화하고 산성물질인 노폐물을 파괴한다. 이렇게 뜸 기운은 몸속을 대청소 해내는 것으로 삶의 질을 높이고 항병력을 키워 암세포나 바이러스 감염세포를 자멸(Apoptosis) 시킨다.

＊면역력

의학의 아버지 히포크라테스는 "내가 사람의 체온을 올릴 수 있는 힘이 있다면 나는 모든 질병을 고칠 수 있을 텐데…"라는 말을 남겼다. 정상체온을 유지하면 모든 질병에서 헤어날 수 있다고 말했다. 이미 체온 면역을 갈파하고 있었던 것이다.

그 후 2000년이 지난 18세기 제너가 천연두를 치료하기 위해 미생물을 이용하여 종두를 실시한 것을 효시로 19세기 중엽 파스테르는 미생물에 의해 발생하는 감염증은 한 번 감염된 동물이 살아남으면 저항력이 생긴다는 사실을 발견하여 면역학이 발전하게 된 것이다. 그 후 결핵균을 발견한 고흐는 감염증은 미생물이 원인균이며 한 번 감염되고 치유된 후 다시 그 병에 걸리면 아주 가볍게 그 병에서 벗어날 수 있다. 병이 걸렸던 사람이나 동물의 혈청 안에는 그 질병을 예방하는 항체가 형성되었다는 것을 알게 되었다. 그 후 흉선이나 골수에서 만들어지는 T세포나 B세포가 발견된 후 다양한 림프구가 발견되었다. 이렇게 1960년대에 면역에 대한 연구가 활발하게 진행되었다. 그 후 NK세포가 발견되었고 1990년 일본의 명의 아보도오루 박사에 의해 백혈구의 자율신경 지배원칙이 밝혀지고 흉선 외 분화 T세포를 발견 하였다. 항원을 발견하여 B세포가 항체를 만드는 것을 돕고 적을 인식하여 공격명령을 내리는 헬퍼 T세포와, 항원을 제거하는 상해성 T세포가 있으며 헬퍼 T세포에는 TH1, TH2 가 있다는 사실도 밝혀졌다. 그 후 림프구의 종류도 밝혀졌고 림프구와 림프구가 활동하기 위해 필요한 생리활성 물질인 싸이토카인(cytokine)에 관한 연구도 진행되었다. 이로써 면역 시스템의 전체적인 모습과 질병의 본체를 파악하게 되었다.

필자와 암 연구를 함께한 얼바인 소재 캘리포니아 주립대학 면역학팀장인 골라푸두이 박사, 그리고 서 창석 박사 등은 면역학을 선도하는 과학자 그룹에 속한다. 면역은 체온과 깊은 관계가 있다. 섭씨 36.5도 이상이어야 면역이 활성 된다. 섭씨 1도가 내려가면 약 30%의 면역력이 저하된다. 1도가 올라가면 면역력에 5배의 영향을 주며 호르몬이나 효소활성은 5-20배나 된다고 알려져 있다. 때문에 왕뜸의 온열요법이 백혈구, 적혈구, 혈소판, 림프구 등의 수치를 높여 면역부전을 치료하는데 큰 도움을 주는 이유가 된다.

면역이란 인체의 항병력이다. 세포의 항병력, 백혈구의 활성도, 자율신경의 안정도, 장내 미생물의 균형, 목편도 및 장편도(맹장)의 활성은 온기를 유지하여 면역력을 확보한다. 인체의 생명을 외부 및 체내의 적들로 부터 보호하여 유지 및 손상된 세포를 수리 하거나 폐기

하는 힘을 면역력이라 한다. 인체는 병들거나 수리복구가 불가능한 세포를 자살로 유도한다. CD-95란 사망 수용체가 증가하여 자연사로 유도한다. 퇴출된 자리에 BCL-2라는 수리 복구 유전자가 활성 하여 재빨리 새로운 세포로 복구 해낸다. 우리 몸 60-100조개의 세포 중 하루에 1조개의 세포를 퇴출시키고 다시 복구한다고 알려져 있다.

인체가 단식이나 항암치료 등 스트레스로 극한 상황에 처하게 되면 전신의 세포를 모두 유지 할 수 없다는 것을 인식하게 된다. 그래서 스스로 덩치를 줄이는 프로그램을 시행하게 된다. 이때 교감신경의 과 항진으로 과립구가 증가하여 계획된 일부세포들을 자살로 유도하게 된다. 실제 우리는 이로 인해 수척해지며 몸무게가 갑자기 줄어들고 기력이 없어진다. 항암제나 방사선 치료, 수술로 인체가 극한 상황에 이르면 급격히 체력이 약화되고 체중이 빠지는 경우를 볼 수 있다. 우리는 극한상황에서 살아남기 위한 체중조절을 면역물질이 스스로 하게 되는 것을 보게 된다.

암은 몸이 냉해지고 면역력이 저하되어 발생한다. 체온이 1도 내려가면 편도선이 뚫리고 위장의 소화를 돕는 췌액이나 담즙의 기능이 절반으로 떨어진다. 폐가 냉해지면 혈관이 좁아져 심장에 많은 부담을 준다. 다른 요인에 의해 1도가 더 낮아지면 암이 발병 할 수 있는 좋은 환경에 놓이게 된다. 특히 무리한 생활이나 지나친 욕심, 힘든 노동, 정신적인 고민 슬픔 등이 사람의 몸과 마음을 지치고 황폐하게 만드는 스트레스로 작용하여 암이 발생한다. 스트레스는 혈관을 수축시켜 냉 체질로 유도한다. 스트레스를 받으면 교감신경이 과 항진되어 혈관이 좁아지기 때문이다. 즉 백혈구에 의해 자율신경이 지배를 받게 되기 때문이다. 교감신경 과잉은 과립구를 증가 시키고 림프구를 저하시킨다, 과량으로 증가된 과립구는 다량의 활성산소를 발생시켜 암이 주로 발생하는 점막세포에 상처를 입히게 된다. 이 세포가 재생하고 상처 입는 과정이 반복되다보니 엉뚱한 정보가 입력되어 돌연변이 세포로 발전하여 암화의 길을 걷게 된다고 보여 진다. 또 BCL-2라는 항 사멸인자에 의해 상처 난 세포가 수리복구 되는데 가끔은 CD-95에 의해 자살로 유도 될 세포도 수리 복구하게 되어 유전정보가 훼손된 세포가 복구돼 복제되는 과정에서 종양세포로 발전하여 암화의 길을 걷게 된다고도 알려 졌다.

*항암제, 방사선요법, 수술의 부작용 치유하는 왕뜸

암이라는 질병은 면역억제에 의해 발병한다. 병원에서 진행하고 있는 수술, 항암제치료, 방사선치료 등 암치료법은 설상가상으로 면역을 억제하게 되어 심각한 부작용을 수반 하게 된다. 이를 완화 할 수 있는 대안으로 배달왕뜸의 효능이 유효하다는 것이 증명되고 있다. 필자와 UCI의대 면역팀과 공동연구에 의하면 항암제 치료를 한 후 왕뜸을 하였더니 부작용은 완화되고 그 치료효과는 2.7배가 증가한다는 것이 증명 되었다. 또 일반세포는 보호하며 암세포만을 공격한다는 사실도 밝혀졌다. 이로써 왕뜸은 암세포에 미사일과도 같다는 것을 실험을 통해 알게 되었다.

3대 요법(수술, 항암제, 방사선) 모두 암을 축소시키는 것은 사실이지만 그 부작용으로 몸이 냉해져 면역력이 강하게 억제되어 림프구 수가 격감 된다. 새로운 암이 발생 할 수 있는 좋은 환경이 만들어지게 된다. 그래서 체온을 올려 줄 수 있는 왕뜸법이 주목을 받게 되는 것이다.

2. 암의 치유를 위한 지침

a) 스트레스를 받는 생활을 청산 할 것

b) 과한 욕심이나 지나간 일에 집착하지 말 것

c) 몸을 따뜻하게 유지하여 면역력을 높일 것

d) 특히 소화기계를 따뜻하게 하여 소화력을 활성화 시켜 면역력을 기를 것

e) 면역기능을 소모시키는 치료를 중단 할 것

f) 천연 비타민이나 미네날을 복용하여 영양 불균형에서 벗어 날것

g) 암의 수치나 종양의 크기에 신경 쓰지 말 것.

h) X선, CT, MRI 등 영상에 얽매이지 않는 게 현명한 암 투병의 길이다.

i) 전이가 되었다 해도 걱정 하지 않아도 된다. 공격당해 패퇴되는 징후가 전이로 나타나는 경우를 흔히 볼 수 있기 때문이다. 원발소가 무너지면서 함께 자살하도록 되어있는 것이 인체에 나타난 혹이다. 검사결과 보다 중요한 것은 자각증상이 개선되었는지에 있다. 다시 말해 명현현상이 가벼워지고 있으면 된다. 통증이 경감되고 잠을 잘 수 있고 식사를 제대로 할 수 있어 몸무게가 늘어나면 된다. 피로가 없어지고 몸이 따뜻해져 변비가 개선되는 자각증상이야 말로 암이

치유되고 있다는 중요한 징후이고 삶의 질이 높여졌다는 의미이다. 치유를 위한 반응으로 사라졌던 통증이 다시 나타나는데 이때의 통증을 조용히 음미해보면 기분이 나쁘지 않다는 사실이다. 자신의 병세를 악화시키는 통증은 기분이 나쁘지만 자기 몸을 치유하는 통증은 기분이 좋게 느껴지는 것이다. 질병이 깊어지는 통증은 날카로운 통증이지만 치유의 통증은 무겁고 둔탁하다는 걸 명심하고 안도의 마음을 갖길 바란다.

j) 노인 암은 진행이 매우 늦다. 노인들의 몸 세포는 재생이 느린 조직이다. 때문에 암세포 또한 분열이 늦게 마련이다. 노인 암은 가능하면 자연치유의 길을 선택 하는 것이 현명하다 하겠다.

k) 암세포는 100만개(깨알 한 개만한 크기)는 있어야 암으로 착상 발병 할 수 있다. 일반인이 하루에 발생하는 암 숫자는 수십만 개 정도이나 면역력이 강하기 때문에 모두 림프구에 의해 죽게 마련이다. 그러나 실험에서 방사선치료를 받은 쥐에게 암세포 1000개를 투여하였더니 암세포가 완벽하게 착상되는 것을 실험을 통해 확인 할 수 있었다는 보고도 있다. 방사선 요법이 얼마나 생체의 면역력을 말살하는지가 증명된 셈이다.

＊암환자에게 전인치료 즉 4초 조절법이 왜 중요한가

인체의 전신을 망라할 수 있는 시스템 즉 전인치료를 할 수 있는 통합의료 시스템에는 자율신경 시스템, 목편도(편도선),장편도(맹장) 시스템, 백혈구 시스템, 미생물 시스템 그리고 대사 에너지시스템을 들 수 있다. 이런 전인치료 시스템이 균형과 조화를 이룰 때 비로소 건강이 유지 되는 것이다. 필자는 전신적인 통합치료원칙인 4초 조절법을 주장하여 왔다. 오장육부의 기능을 동시에 상승 시켜 고장 난 장기가 더불어 좋아지게 한다. 아울러 정서까지 안정시키는 방법으로 암 등 만성병이나 난치병에 적용 되어 많은 효과를 얻고 있다.

한방이론인 상생과 상극의 원리에 의해 보면 예컨대 목(간)극토(비장)하면 토는 어미인 화(심)의 도움으로 기력을 회복하여 간의 어미인 토극수(신장) 한다. 수는 토에게 기운을 빌려준 화를 극하게 되고 화는 수(신)에게 에너지를 빌려준 금(폐)을 극하게 된다. 금은 다시 화의 어미인 목을 극하게 된다. 간, 심, 비, 폐, 신의 순서로 순환하며 오장 육부의 균형을 조화시키는 것을 보게 된다. 어느 장기 하나도 동떨어지지 않고 부조하고 제약하며 균형을 이루려 노력하는 것을 알 수 있다.

*오행 운행도=상생과 상극

어느 장기 하나가 오랫동안 질병의 상태에 있게 되면 시간이 흐를수록 나머지 장기로도 병변이 전변 되게 마련이다. 오장육부가 차례로 병들게 된다. 병든 장기만을 고치고자 하면 소기의 성과를 얻기 힘들다. 오장육부의 기능을 동시에 상승시켜야 한다. 그리고 정서의 안정을 감안하여 치료하면 더욱 그 효과가 있다는 것을 알게 된다.

선인들은 횡격막을 기준으로 위쪽의 장기를 상초, 배꼽에서 횡격막까지의 장기를 중초, 배꼽이하의 장기를 하초라 보았다. 상. 중. 하초의 대표 혈을 단중, 중완, 관원으로 정하고 배꼽을 추가해 치료해 보았더니 괄목할만한 효과가 있었다. 그러나 어떤 질병은 그 치료로 효과가 미흡할 때가 있었다. 그 때 백회혈을 추가 해 보았더니 놀라울 정도로 증세가 개선되는 것을 알게 되어 백회를 원초라 명명하고 원, 상, 중, 하초 즉 4초라 칭하였다. 원초, 상초, 중초, 하초, 즉 4초가 제대로 조절되어야 만성질병을 손쉽게 치료할 수 있다하여 필자의 4초 조절론이 완성되었다.

왕뜸의 온열요법은 체온을 정상으로 끌어올려 소화효소의 기능을 상승시켜 소화력을 높여 면역력을 활성하면 자연히 림프구가 증가하면서 마음이 안정되고 정서가 안정된다. 부교감 신경이 항진되면서 자율신경이 안정되는 것이다. 또 쑥의 약성은 독소를 제거하고 상처난 세포를 복구하여 인간이 가지고 태어난 애초의 DNA를 회복 할 수 있게 한다. 자연치유력은 이 원초적인 유전정보에 바탕 하여 인체를 수리 복구하는 것이다. 이때 관여하는 항 사멸인자인 효소 BCL-2가 완벽하게 복구하여 항상성을 유지 할 수 있게 되기 때문에 자연치유는 완벽한 치유 인 것이다. 이런 항상성이 유지되는 생명활동을 영위하기 위해서는 에너지 시스템과 자율신경 시스템, 백혈구 시스템, 미생물 시스템, 목편도 장편도 시스템은 SNS에 의해 균형과 보완이 제대로 이루어질 때 즉 상생과 상극이 원활하게 이루어질 때 건강한 생명활동을 지속적으로 할 수 있게 되는 것이다.

*왕뜸의 암세포 사멸유도

필자와 U.C. Irvine 의대 면역팀과 공동 연구에 의하면 왕뜸은 일반적으로 알려져 온 자연사멸과는 전혀 다른 기전에 의해 암세포를 파괴한다는 것을 실험을 통해 알게 되었다.

암세포같이 유전정보에 의하지 않고 제멋대로 성장하는 변종 세포를 퇴치 할 수 있는 것은 뜸 연기나 쑥법제 농축물이 직접 암세포에 수용체로 작용하여 생리활성 물질인 카스파제(caspase) 3. 8. 9의 활성으로 유전자의 핵을 뉴 크레오티드(핵은 나선(두줄)이나 이를 한 가닥씩 절편 됨) 단위로 나선을 절편 내며 미토콘드리아의 막전위를 저하시켜 막이 붕괴되고 내용물이 방출되어 생명활동을 종식시키기 때문이다. 또 항암제치료와 함께하였더니 항암제의 부작용은 저하되고 치료효과는 2.7배가 된다는 사실도 확인되었다. 왕뜸의 효능이 과학으로 입증된 것이다.

심층연구를 위한 안내

뉴 크레오티드 : DNA는 마치 새끼줄처럼 나선으로 구성되어 안정을 유지하고 있는데 4개의 염기를 두 개씩, 두 개의 선을 각각 하나의 선으로 묶는 아데닌, 구아닌, 티닌, 싸이토신이라는 염기의 뉴크레오티드로 구성 되었다. 나선으로 있을 때 완전한 정보를 가지고 있을 수 있지만 그것이 파괴되어 한 가닥의 뉴 크레오티드 단위가 되면 정보의 쓰레기가 되어 아무 쓸모가 없게 된다.

필자와 UCI의 연구에 의하면 왕뜸 연기나 추출물은 카스파제 3. 8. 9를 활성화 시켜 암세포나 바이러스에 감염된 세포의 염색체의 DNA 나선을 한 가닥씩 아데닌, 구아닌, 티닌, 싸이토신이라는 각각의 조각의 뉴크레오티드 단위로 절편 내 정보 쓰레기로 만들어 무용지물로 만들어 버렸다. 이는 뜸 연기나 추출물은 강알칼리성이기 때문에 암세포나 바이러스 감염세포는 산성을 띄고 있어 인체의 항상성에 의해 손쉽게 선택적으로 공격 할 수 있다고 보여 진다.

사망 수용체 CD-95 : 세포가 수명을 다하거나 병들게 되면 자살명령이 떨어지는데 이때는 사망수용체가 활성 되어 세포를 사멸(Apoptosis)로 유도한다. 우리 몸이 DNA의 설계도면에 있는 정보대로 세포의 수와 질을 유지 할 수 있게 되는 항상성 은 이 때문이다. 반대로 상처입거나 훼손된 DNA를 수리 복구하는 씨스템엔 BCL-2 가 관여한다.

항 사멸 인자 BCL-2 : 우리 조직이나 세포가 상처를 입게 되면 항 사멸 단백질인 BCL-2가 활성화해 CD-95를 밀어내고 세포가 상처에서 회복 되도록 돕는다. 이때 DNA에 일부 정보가 손상된 세포를 회복시키면 복제하는 과정에서 엉뚱한 정보를 입력해 자연사 할 수 있는 길이 막히게 되어 암세포가 된다고 보여 진다. 아이러니 하게도 내 몸을 살리는 BCL-2가 극단적이긴 하지만 오히려 불치병인 암을 만들어 내고 있기도 하다.

카스파제(caspase) 3, 8. 9의 활성 : 쑥 연기나 쑥 농축물은 이상세포의 세포막의 수용체를 가지며 용이하게 세포막을 통과 할 수 있다. 카스파제 3은 핵(DNA)을 파 괴 할 수 있는 실행자이고 미토콘드리아의 막을 붕괴 시킬 수 있다. 그러나 3은 혼 자 활성이 되지 못한다. 그래서 8, 9를 먼저 3이 활성화 해 놓으면 8, 9는 3을 다시 활성화 하게 되어 유전자 DNA의 나선이 한 가닥 씩 절편 돼 뉴크레오티드 단위의 정보 쓰레기로 되며 미토콘드리아의 막을 붕괴시켜 숨을 쉬지도 발전을 일으키지도 못하게 해 자연사하게 만든다.

미토콘드리아의 막전위(membrance potentcials)저하로 막 붕괴 : 뜸 연기나 추 출물은 카스파제 3. 8. 9를 활성화하여 미토콘드리아의 막 내외의 전위차를 크게 저 하시켜 미토콘드리아의 막을 붕괴시키고 내용물을 방출시킴으로 생명활동을 중단 시킨다. 또한 DNA의 나선을 뉴크레오티드 단위의 한 가닥씩 조각 내 정보의 쓰레기 로 만든다.

암세포의 분열 능력 : 암세포는 분열하기에 알맞은 PH7이하의 환경이 주어지면 72 시간이면 완전히 100% 증식한다는 사실도 UCI와의 연구에서 확인 할 수 있었다. 100만개의 암세포를 시험관에 암세포가 성장하기에 좋은 환경 즉 인체의 약 산성

체액과 같은 용액으로 72시간 두었더니 200만개로 증식 돼 있었다. 그러나 쑥 연기나 쑥 법제 농축물을 처리한 시험관에서는 80%이상 소멸되어 있었다. 그래서 필자는 암 환자들에겐 매일 치료를 받을 것을 권하는 이유이기도 하다.

PH와 질병 : 인체는 7.4의 약알칼리성의 체액의 PH를 가지고 있다. 그러나 몸에 해로운 세균이나 상처 입은 세포 암세포, 바이러스에 감염된 세포 등은 PH가 7이하로 산성으로 되어있다. 무해한 미생물이나 건강한 조직이나 세포는 PH가 7.4이상의 약알칼리를 유지하고 있다. 상처를 입거나 해로운 세균이나 종양 바이러스에 감염된 세포는 활성산소나 악액질에 의해 산성으로 기울어 약알칼리성으로 회복 하고자 하는 항상성이 작용하게 되어 통증, 저림, 나른함 등의 치유반응이 나타나게 된다. 이는 부교감신경을 활성 할 수 있는 호르몬을 생성하기 위한 작업이다.

왕뜸 기운은 강알칼리성의 미네랄로 적혈구에 의해 전신으로 이송되는데 림프절에서 방출되어 약알칼인 정상세포는 보호하고 산성인 이상세포나 병원균을 파괴한다. 강알칼리의 뜸 기운은 병을 치료하는 것이 아니라 5각수의 물 분자를 6각수로 만들어 면역 시스템을 지원하는 일을 한다. 인체 내에는 극소량의 면역활성 물질이 자연적으로 생성되어 몸 구석구석에서 발생하는 각종 재난에 대응한다. 이 면역 활성 물질은 비교적 강알칼리성 물질에서 활성 하는 것이 특성이다. 정상적인 인체는 이 면역 활성 물질로 면역력이 활성 하여 산성을 띄고 있는 기생충 박테리아 바이러스 진균류 암세포 등을 죽이고 산성인 노폐물을 파괴한다. 그러나 질병으로 허약해진 인체는 병원균이나 종양세포를 파괴할 수 있는 면역활성 물질이 부족 하게 된다. 인체의 면역 시스템은 웬만한 질병은 쉽게 극복 할 수 있도록 설계되어있으나 극단적인 질병의 경우 그 병원균이나 세포를 죽이고 파괴하기엔 역부족하다. 그래서 면역 활성물질을 증강하고 비축할 수 있는 데는 강알칼인 뜸 기운이나 쑥 법제 농축물의 작용이 신비의 효능을 발휘 하는 것이다.

3. 세포의 면역 시스템(미토콘드리아)

우리 세포는 적혈구에 의해 공급된 영양과 산소로 에너지를 얻게되는데 갑상선은 과부족을 적당히 컨트롤 한다. 미토콘드리아의 생명활동인 호흡과 발전을 독려하고 늦춤으로서 대사와 체온을 관리하는 것이다. 따라서 세포의 건강이 항병능력의 제 일선을 담당하는 것이다. 쑥이 연소될 때 내보내는 원적외선과 세라믹 도자기로 제조된 배달왕뜸기가 열을 받으면 발생하는 원적외선은 피하 깊이 침투하여 조사되는 부위의 미토콘드리아를 소용돌이로 시동시켜 발전을 일으키게 된다. 왕성한 발전으로 ATP즉 기를 다량 생산하게 되어 생체의 생명활동을 유지 증진 할 수 있게 되어 각종 병변이 개선된다. 인간은 온혈동물이다. 때문에 항상 따뜻한 몸을 유지 하는 것이 건강의 첩경이라 해도 과언이 아니다. 그런 뜻에서 왕뜸의 ATP생성 온열작용이 질병에서 회복되고 건강을 유지하는 면역력활성에 매우 중요한 기여를 한다는 것을 알 수 있다.

8, 90대 노인이 되면 체온이 내려가 식욕이 떨어져 밥을 보고도 국그릇으로 스픈 만 들락날락하게 된다. 잠도 제대로 취할 수 없어 기력이 쇠진하고, 소뇌가 위축되어 몸이 앞으로 쏠리게 되어 겁이 많아지고 아장아장 걷게 된다. 그러나 왕뜸 시술을 일주일 정도 하게 되면 입맛이 돌게 되어 먹을 수 있게 되고 숙면을 취할 수 있게 된다. 각종 호르몬이 다시 생성되어 활력을 느끼게 되고 무언가 할 수 있다는 자신감이 생겨난다. 그럴 때 대부분 보폭이 넓어졌다고 좋아 하는 것을 보게 된다.

이렇듯 왕뜸요법은 전신세포의 발전력을 활성하여 체온을 올려 면역력을 높인다. 나아가 소화를 돕는 미생물을 활성 하여 식욕을 증진시켜 전신의 영양을 책임지게 된다.

*상생과 상극

인체의 항병 시스템은 유기적인 교신(소셜네트워킹)으로 정보를 공유하여 균형과 조화를 이루며 외적에 대처하고 내부에서 일어나는 재난에 대비하고 있다. 오장육부와 뇌는 부족한 것은 도와 채워주고 (보) 남는 것은 감시하고 견제하여 덜어 내는(사) 것이다. 우리는 이 것을 "보 와 사", "상생 과 상극"이라 부르고 있다. 발생학적으로 정자와 난자가 만나 하나가 되어 생명력을 얻은 후 사람의 형체를 갖추기 위해 분열 하게 되는데 최초 2분열에서 하나는 뇌가 되고 나머지 하나는 장이된다. 그래서 장의 문제는 뇌가 해결하고 뇌의 문제는 장이 해결하는 것이다.

*항상성

인체의 면역 시스템에는 낡은 세포를 퇴출시키는 CD-95와 퇴출된 자리에 새로운 세포를 재생하는 BCL-2, 두 가지의 상반된 기능을 갖은 단백질의 효소가 존재해 기능한다. 세포에 자연사란 명령이 내려지면 CD-95란 사망수용체가 활성하여 사멸하게 된다. 또 퇴출된 자리에 재빨리 새로운 세포로 대체하기 위해 BCL-2란 항 사멸복구 인자가 활성 하여 세포를 분열시켜 새로운 세포로 재생한다. 인체의 100조개의 세포 중 하루 1조개의 세포가 사멸하고 재생하는 것과 적정체온을 유지하며 건강하게 생활하는 것은 항상성 때문이다. 이는 DNA의 유전정보에 프로그램된 정보를 복구 유지하는 것이 항상성인 것이다.

*미토콘드리아

미토콘드리아는 바이러스의 일종으로 인체에 기생하며 공생하는 관계의 발전소이다. 세포 스스로는 포도당 한분자로 2단위의 기를 만들 수 있지만 미토콘드리아는 포도당 한분자로 38단위의 기를 생산할 수 있어 인체와 공생이 허락되었다. 미토콘드리아는 통상 절반은 쉬고 절반만 활동 한다고 보여 진다. 만약에 모든 미토콘드리아가 동시에 가동한다면 인간은 어마어마한 힘이 발휘 될 것이다. 보이지 않는 힘 즉 잠재능력은 이것을 말하는 것인지 모른다. 미토콘드리아의 기능저하는 주름이나 근무력증으로 나타난다. 잠시만 움직여도 지치게 되고 에너지 생산이 저하된다. 체온이 떨어져 수족이나 복부, 무릎 등이 냉해지며 파킨슨병, 당뇨나 비만 등 대사질환, 심장질환, 폐질환, 소화기, 점막염증과 뇌세포의 기능저하로 오관질환이나 피부질환이 발생하게 된다. 모세혈관 세포의 무기력은 고혈압을 유발하게 된다. 이러한 저체온은 백혈구의 탐식작용을 저하시켜 자가면역질환을 양산하는 것이다. 알러지 비염 천식 갑상선질환 당뇨, 크론병, 루프스, 루마토이드, 관절염, 치질 등이 발생하는 것이다. 미토콘드리아의 기능이 활성하면 활력이 생긴다. 매사에 능동적이고 화색이 돌며 자신감에 찬, 건강이 넘실거리게 된다. 기미, 잔주름, 주근깨 등 잡티가 물러간 아름다운 피부를 소유한 건강한 세포로 채워져 피부미인으로 회춘하는 것이다. 임상에서 3개월마다 보톡스를 하여 이마의 주름을 억제 하였는데 왕뜸을 하다 보니 언젠가부터 보톡스를 하지 않아도 주름살이 보이지 않게 되었다.

시상하부 뇌하수체 미토콘드리아 체온대사 : 미토콘드리아와 시상하부 뇌하수체는 에너지생산, 혈행 촉진 효소 및 호르몬생성, 신진대사, 체온유지, 항상성 등 그 기능을 공유하게 된다. 미토콘드리아는 독립된 생명체로서 체온을 유지하며 생명활동을 영위 할 수 있게 되었다. 하지만 미토콘드리아의 분열만은 스스로 할 수 없어 뇌하수체의 명령을 따르는 신사협정을 체결하게 되어 오랜 세월동안 공존 공생 관계가 유지되고 있다.

미토콘드리아는 장수의 바로미터 : 미토콘드리아는 세포내의 소기관으로 숨을 쉬고 발전을 일으켜 생명활동을 영위하는 생명의 중추이다. 세포 하나에 적게는 수백 개에서 많게는 수천 개나 있다. 열을 생산하는 기관이므로 갑상선과 교감신경에 영향을 받는다고 보여 진다. 우리가 항상 얘기하는 기는 산소나 곡기가 아니며 곡기를 산소로 미토콘드리아에서 태워 발전을 일으켜 얻게 되는 것이다. 이렇게 만들어진 기는 세포 자체의 생명활동에 쓰이며 혈액을 데워 체온을 유지하며 혈관을 확장하고 대사를 활성 하여 기혈을 운행하는데 쓰인다. 우리는 이를 기의 온후작용이요, 추동작용이라고 부른다. 전신세포의 미토콘드리아는 피부에 기생하는 미생물, 소장총의 미생물과, 그리고 자연계와 파동으로 교신(쇼셜네트워킹)하여 내 몸에 필요한 물질을 자연계에서 얻을 수 있도록 도와준다. 그래서 필자는 항상 환자들이 무엇을 먹으면 좋으냐는 질문을 받게 되면 인체는 오장육부나 정서가 또 체내외가 서로 교신(소셜네트워킹)을 하기 때문에 내 몸에 필요한 물질은 내가 자세히 알고 있으니 슈퍼에서 첫눈에 뜨인 과일이 약이요, 손이 잡은 채소가 필요한 영양소가 듬뿍 들어있는 채소요, 생각해 낸 먹고 싶은 음식이 약이라고 설명 한다. 그래서 가족에게 먹거리를 맡기지 말고 반드시 직접 구해서 드셔야 된다고 강조하는 것이다. 책에서 좋다는 음식은 그들의 약이요, 나의 약은 반드시 내 몸으로 구해야 한다고 설명하는 것이다.

미토콘드리아는 공급된 산소로 영양을 태워 발전을 일으켜 에너지(기)를 얻어 근력을 움직여 생명활동을 하고 남는 에너지는 저장하게 된다. 이때 발전을 위해 윤활류 역할을 하는 물질인 비타민 미네랄 특히 엔자임 CO-Q10이 필요하다. 화공약품 계열의 약물이 체내로 들어오면 그것을 중화하기 위해 달려감으로 미토콘드리아 내에 엔자임 CO-Q10이 결핍되어 발전을 중단하게 된다. 혈압약, 당뇨약, 콜레스테롤 약 등을 오래 복용하면 주름이 생기고 나이보다 더 들어 보이는 이유이기도 하다.

미토콘드리아는 발전을 일으키는 과정에서 연기가 나게 되고 자연히 일산화탄소가 생성되게 되어 몸속 산소 중 1%의 활성산소가 발생하게 된다. 평소에 이렇게 발생하는 활성산소는 문자 그대로 생체에 활력을 주어 생기발랄하게 생명활동을 유지 할 수 있는 원동력이 된다. 그래서 인체는 발생하는 활성산소를 스스로 처리 할 수 있도록 설계되어 있으나 농약이나 석유화학제품 각종 약물에 의한 독소로 인해 계속되는 스트레스를 받게 되어 갑상선기능이 항진되고 교감신경이 과잉 항진되어 과립구가 과량으로 생성된다. 인체의 점막세포들은 수명을 다한 과립구의 핵이 파괴되며 다량 생성된 활성산소에 의해 공격을 당하게 된다.

미토콘드리아의 기(ATP) 생산 : 세포내의 그 많은 미토콘드리아는 동시에 활성 되는 것이 아니라 일부만 활성하여 발전을 일으키어 ATP(기)를 생산 한다. 일부는 스위치 온 상태로 발전을 하여 기를 생산 하며 일부는 스위치 오프 상태로 쉬고 있다고 보여 진다. 동시 100% 활성 된다면 인체는 생각을 뛰어 넘는 능력을 발휘하게 될지도 모른다. 아마도 극한상황에서만 발현된다는 잠재 능력은 이와 관계되지 않나 싶다. 고 체온으로 대사의 활성이 일어나고 원적외선에 의해 미토콘드리아의 소용돌이가 발전으로 이어져 기를 생성하고 면역력이 활성 된다. 만성질병에서 회복 할 수 있으며 이는 세포의 젊음으로 이어지고 피부의 활력이 넘쳐 회춘 할 수 있게 된다고 보여 진다.

미토콘드리아는 세포의 자연사를 유도한다. 세포에 자연사의 명령이 내려지면 CD-95라는 사망 수용체가 활성 되어 세포는 자연사하게 되며 잔해는 마이크로파지에 의해 처리 된다. 상처받거나 손상된 세포나 조직의 제거(자살)나 복원의 명령도 미토콘드리아의 몫이다. 그래서 하루에 1조 개의 세포가 자살하고 새로 태어나는 것이다. 세포를 자살시켜 퇴출된 자리에 새로운 세포로 대체하기 위해 세포분열 하는 작업 또한 미토콘드리아의 할 일이며 필요한 단백질이나 효소의 생성은 물론 호르몬의 바란스나 체온을 유지 하는 항상성 또한 미토콘드리아가 하는 일이다. 이렇게 항상성을 유지 하도록 하는 생리는 자기치유 행위요 명현현상이라 할 수 있다.

인체는 온열동물이다. 이는 미토콘드리아가 따뜻한 기를 생성하여 혈액을 포함한 체액을 순환시켜 따뜻하게, 체온을 일정하게 유지 시켜 주기 때문이다. 이것이 항상성이며 한방에서 말하는 기의 추동작용이요 온후작용의 실체인 것이다. 미토콘드리아의 기능저하는 주름이나 근무력증으로 나타난다. 잠시만 움직여도 지치게 되고 에너지 생성이 저하되어 체온이 떨어져 수족이나 복부, 무릎 등이 냉해지며 파킨슨병, 당뇨나 비만 등 대사질환, 심장질환이나 폐질환, 소화기 점막염증과 뇌세포의 기능저하로 오관질환과 피부질환이 발생 하게 된다. 모세혈관 세포의 무기력은 고혈압으로 발전하게 돼 전신적으로 병마의 그림자가 드리우게 된다. 이런 저체온은 백혈구의 탐식작용을 저하시켜 자가면역질환을 양산하는 것이다.

4. 백혈구 시스템

마이크로파지 5% 과립구 60%, 림프구 35%로 구성되어 있다.

*마이크로파지

인체세포는 전문세포로 분화 발전하여 독특한 기능을 담당하게 되어 있다. 그러나 원시 아메바 상태로 있는 마이크로파지는 모든 혈구세포로 분화 하였다가 백혈구, 적혈구, 림프구, 혈소판, 혈관 등으로 발전하여 그 업무를 분담하게 된다. 단세포 생물인 아메바와 마찬가지로 이물을 잡아먹어 처리하는 마이크로파지에서 세균을 잡아먹는 과립구와 잡아먹기에 너무 작아 세포막에 접착분자로 붙여 처리하는 바이러스를 잡는 림프구로 변화 하였다. 그래서 마이크로파지는 면역세포의 어머니이다. 마이크로파지의 명령이 없이는 과립구나 림프구가 제 일을 할 수가 없다.

마이크로파지는 위치에 따라 각각 다른 이름으로 불러진다. 폐포 마이크로파지, 간 쿠퍼세포, 뇌 그리아 세포, 혈액 단구, 어떤 조직에 편재해 있는 조직구, 관절 마이크로파지 등이다. 적이나 이물질을 잡아먹고 쓰레기는 장이나 폐로 운반해 배설 또는 객담으로 체외로 내보내 몸을 보호한다. 마이크로파지는 백혈구 중 약 5%로 아메바처럼 촉수를 움직이며 활동하는 원생동물 형태이다. 대식세포라 하여 적을 통째로 삼키는 능력(탐식능력)을 갖고 있다. 과립구나 림프구를 지휘하는데 적이 침입하면 사이토카인 이라는 면역물질을 내보내 공격을 명령하고 림프구가 적을 잡은 다음에 뒷정리를 한다. 세포의 자살과 복구 과정에서 세포의 사체 정리도 마이크로파지의 몫이다. 마이크로파지가 정리하고 남은 노폐물은 횡격막 이하의 것은 항문을 통해 배출한다. 횡격막 이상의 노폐물은 기침이나 가래 등의 형태로 체외 배출한다. 이처럼 마이크로파지는 체내의 쓰레기를 청소하여 깨끗한 인체를 유지하게 하고 있다.

*싸이토카인

과립구와 마이크로파지, 림프구와 림프구 또 마이크로파지와 마이크로파지 사이의 신호를 전달하는 생체활성물질이며 이물이나 항원이 침입하여 항원이라고 판단되면 마이크로파지가 싸이토카인을 분비하여 헬퍼 T세포가 B세포에 공격 명령을 내려 B세포가 클론을 증가(10승) 시켜 항원을 공격하여 섬멸한다. 이때 단백을 합성하는 조면세포체나 단백을 정리하는 골지체 등 세포로서의 생명력이 완성된다. 일부 B세포에 항원에 대한 섬멸방법을 저장하여 언제든 그 항원이 처 들어오면 간단하게 섬멸 할 수 있도록 면역을 저장하게 된다. 다음에는 보자마자 처단 할 수 있는 힘 그것이 면역력인 것이다.

*과립구

과립구는 백혈구 중 약 60%를 차지한다. 우리 몸으로 처 들어오는 적 중 세균과의 전투를 주 임무로 담당한다. 때문에 입의 점막, 식도점막, 위점막, 대장점막, 항문 점막 등에 주둔하며 음식물 속에 숨어 들어오는 세균을 전문으로 살상하는 일을 한다. 과립구는 세균이 처 들어오면 화농성의 염증을 일으킨다. 상처에 고름이 생기거나 여드름이 곪고 누런 콧물이 나오는 것 등은 과립구가 세균과 싸우고 있다는 증거 다. 과립구의 특징은 면역을 성립시키지 않는다는 것이다. 한번 퇴치한 세균이 다음번에 처 들어와도 면역이 발생하지 않기 때문이다. 림프구에서는 한번 이겨 본 놈은 영원히 이길 수 있는 면역이 성립 하지만 과립구에서는 이것이 통하지 않는다.

과립구는 세균이 침입하면 증식할 뿐만 아니라 스트레스를 받았을 때도 증식한다는 중요한 사실이다. 극심한 걱정거리로 스트레스를 계속 받고 있을 때나 특히 항암치료를 받고 있을 때 인체는 맹독으로 인해 심각한 스트레스를 받게 된다. 인체는 많은 세균이 침입한 것으로 착각하여 다량의 과립구를 생산하게 된다. 이 과립구는 일반적인 주둔지인 입에서 항문까지의 점막에 주둔하게 된다. 그런데 과립구는 그 수명이 2-3일에 불과해 수명을 다하고 죽을 때 핵이 파괴되면서 다량의 활성 산소를 내보내게 된다. 이 활성 산소는 주변세포나 조직을 산화시켜 괴사 시키거나 상처를 입혀 염증을 일으키게 된다. 그래서 입이 헐고 식도가 헐고 위궤양으로 속이 쓰리고 궤양성 대장증후군으로 고생하며 치질도 발생하게 된다. 이렇게 세균 뿐 아니라 스트레스를 과하게 받아도 과립구가 다량 생산된다는 사실을 기억하기 바란다.

마이크로파지의 지시를 받는 과립구는 granzyme, Iysozyme등의 소화효소로 구성된다. 탐식작용이 강하며 호중구, 호산구, 호염구로 나뉘며 95% 이상이 호중구로 되어있다. 아드레나린 수용체를 가지며 세균 처리를 담당한다. 염증을 치유하는 면역세포이며 화농성 염증으로 고름의 형태로 나타나며 면역을 발생 하지 않는다. 어떤 세균에 감염되었다가 과립구에 의해 치유되었어도 언제고 다시 그 세균에 감염 될 수 있다. 과립구가 처리한 세균에 대한 항체는 성립 될 수가 없는 것을 이해하면 면역을 높여 질병을 치유하자는 광고는 림프구를 활성 해야 한다는 것으로 이해 할 수 있을 것이다. 체내의 각종 염증의 60%를 과립구가 처리 한다는 것으로 모든 질병은 면역력이 향상되어야 치유 할 수 있다는 오해에서 벗어 날 수 있어야 한다. 면역은 림프구에 의해 생기며 바이러스 질환일 때만 항체가 생기는 것이다.

과립구가 과 항진하면 몸속의 세균을 공격하는데 화농성 염증이 발생하게 된다. 과립구는 낡은 조직을 파괴하여 대사에 활력을 주지만 지나치게 대사가 과 항진되면 정상 조직까지 공격하게 된다. 항산화제인 비타민 A, C, E, D 셀레늄 등이 필요한 이유이다. 이런 때는 교감신경 또한 과 항진된 상태가 된다. 자율신경이란 교감신경과 부교감신경이 균형을 이루는 시스템으로 에너지 시스템과 아주 밀접한 관계에 있다. 교감신경은 인체의 흥분을 담당하고 부교감 신경은 안정을 담당하며 균형을 항상 이루도록 노력하고 있다. 이것을 우리는 길항작용(서로 맞 버티는 작용)이라한다. 이 균형이 깨어지면 질병이 발생하는데 자율신경의 조화를 되찾고자 하는 노력을 우리는 자연치유 반응이라 말할 수 있다. 이 때 왕뜸시술을 4초 조절법에 의해 시술하면 놀랍게도 정서가 안정되고 활성산소가 소멸된 것을 알게 된다.

*림프구

림프구는 백혈구 중 35%로 바이러스나 먼지 등 미세한 입자를 상대하는 면역세포이다. 한번 이긴 놈한테는 면역이 성립되어 다시 쳐들어오자마자 과거의 섬멸정보를 토대로 곧바로 퇴치하는 특징이 있다. 이를 우리는 면역력이라 한다.

림프구에는 NK세포, 흉선 외분화 T세포, 흉선 T세포(th1,2), 상해성 T세포, B세포(B-1a,b) B-2세포 등이 있으며 B세포는 평소엔 잠을 자다 항원 발견시 분열하여 숫자를 늘려 적을 공격한다. 분열하는데 시간이 걸려 바이러스 질환에 잠복기가 있는 것이다. 미토콘드리아도 없고, 분해효소를 저장할 과립도 없고 단백질을 합성하는 조면세포체도 없고 단백질을 정리하는 골지체도 없고 소화효소도 없고 이물이나 바이러스를 접착으로 잡는다.

심층연구를 위한 안내

1) T 세포

T세포는 흉선(Thymus)에서 생성되기 때문에 T세포라 부른다. 흉선 외에서 생성되는 외 분화 T 세포도 있다. 면역활성 정보전달 물질인 싸이토카인을 분비하여 킬러 T세포나 B세포에 연락 공격하게 한다. 킬러T세포는 침입한 적인 항원에 접근하여 분해효소 퍼포린을 뿌려 세포와 함께 중화한다.

2) B세포

T세포의 명령을 받아 공격하는데 항체 면역 글로불린(단백질의 일종)을 만든다. 항체의 종류에는 IgM, IgG, IgA, IgE 등이 있다. B세포는 평소에 보초만 남겨두고 잠을 자다 항원이 발견되었다는 T세포의 공격 명령이 떨어지면 적의 숫자보다 더 많게 분열하여(1의10승=1천배=3일) 적을 공격한다. 분열하는데 3일 정도의 시간이 걸려 잠복기가 있다고 하는 것이다. 프로스타글란딘(pg)이나 아세틸콜린 수용체를 가지며 바이러스나 꽃가루 먼지 등 미세한 입자를 접착해 잡고 카타르성, 장액성 염증으로 콧물이나 삼출물 등 진물성 염증으로 이해하면 된다. 프레그네성 염증은 벌레에 물린 발적 반응을 말하며 결핵 검진시 튜벨크린 반응도 여기에 해당한다. 또 알레지성 염증으로 나타나기도하며 탐식기능이 저하되어 있다.

3) NK 세포

내추럴 킬러(natural killer)세포라 부른다. 암세포나 종양세포 바이러스 감염세포를 공격하는 세포로 알려져 있다. 적을 통째로 싸서 잡아먹는다는 것으로 알려져 있다.

돌연변이인 암세포나 바이러스 감염세포를 상대하는 건 림프구이다. 림프구를 활성하기 위해선 복부를 따뜻하게 하여 소화력을 높여 부교감신경을 활성하는 방법이 최선이다. 체온을 정상으로 올려주면 자연히 부교감신경이 활성하여 림프구가 증가하고 면역력이 향상되어 암세포나 바이러스 감염세포를 처리하게 된다. 고체온이 되면 암세포나 바이러스 감염세포는 이제는 죽는다는 것을 느껴 후손을 남기고 죽어야 된다는 생명체의 생존이유를 실천하기 위해 자기 복제가 활발해지는데 이때 미토콘 드리아의 활성화된 발전의 부산물인 쓰레기가 쌓이게 되어 순찰면역세포인 T세포에 게 내 몸의 일부가 아니고 이상세포란 것이 들통 나게 되어 공격명령을 내리게 된 다. 이때 NK세포, B세포, 나이가 들수록 증가하는 흉선 외분화 T세포의 활약이 두 드러진다. 이렇게 활성화된 림프구에 의해 3주나 3주의 몇 배수의 극심한 전투로 암 세포나 바이러스 감염세포를 무너Em리고 승리를 쟁취 할 수 있게 된다.

＊암세포와 바이러스를 상대하는 림프구

돌연변이 세포인 암세포나 바이러스 감염세포를 상대하는 건 림프 구이다. 현대 의학적으로는 바이러스성 질환에는 속수무책이다. 그 래서 암 환자나 바이러스성 질환 환자는 부교감신경을 활성화하여 림프구를 증가시키는 방법이 가장 현명한 것이다. 암 환자는 체온이 섭씨 35도 이하로 냉하고 교감신경이 과 항진 되어 림프구가 적정인 35%에서 30%이하가 되어있다. 체온을 올려주면 30%이상으로 되어 암과의 전투를 준비하며 항병능력이 강력한 35%가 되어 전투를 준비 하는 과정에 각종 치료반응 즉 명현현상이 나타나는 것이다. 결국 체 온을 정상체온 이상으로 올려주면 자연히 부교감신경이 활성되어 림 프구가 활성되고 면역력이 향상되어 암세포나 바이러스 감염세포를 공격 처리하게 된다. 왕뜸으로 체온을 정상으로 유지해 주는 것이 그 래서 중요하다 하겠다.

*독특한 나 만의 개성을 지닌 MHC

수십만 종이나 되는 인간 유전자로보터 수많은 단백질 분자가 만들어지고 있고 거의가 비슷하지만 독특한 자기만의 유전자를 만들어 갖게 되는데 이를 MHC(major histocompatibility complex : 주요조직 적합유전자 복합체)라는 단백질 분자를 가지고 있게 된다. 이렇게 다른 사람과 구별되는 유전자를 갖고 있기 때문에 이식 수술을 하게 되면 내 유전자와 다른 세포가 들어왔다 하여 거부 반응을 보여 공격하게 돼 면역억제제 등의 약물이 필요하게 되는 것이다. 면역억제제를 먹으면 면역이 억제되어 각종 부작용이 나타나게 되어 신장이나 간장 등 장기를 이식하였다고 마냥 좋아라만 할 수 없게 되는 것이다. 또 나이가 들면 이가 부실해지게 마련이다. 그래서 임플란트 시술을 하게 되는데 이경우도 면역 거부 반응이 따른다. 그래서 6개월 내외의 적응기가 필요하게 된다. 장기를 이식하는 경우 딱한 일이 벌어지게 된다. 신장이나 간 그리고 임플란트 등을 하게 되면 비자기의 신참 세포의 MHC가 들어오게 된다. 다른 사람의 MHC이기 때문에 T세포는 공격 명령을 내리게 된다. 면역세포들은 공격을 가하게된다. 당연한 면역반응이지만 장기이식 측면에서는 거부반응이 된다. 그래서 면역을 억제할 필요가 생기고 면역억제제를 사용하게 된다. 이렇게 이식 후 면역억제제를 계속 사용하면 면역력이 극도로 저하되어 다른 질병에 걸리기 쉬운 상태에 놓이게 된다.

임상에서 10여 년을 투석하다 신장을 이식한 어느 환자는 면역억제제를 복용하게 되면서 췌장의 기능이 억제되어 인슐린을 생성 할 수 없게 되었다. 인슐린 주사에 의존하게 되고 면역이 저하된 상태가 오래 지속되다보니 심장 기능과 폐 기능이 현저히 저하되었다. 또한 간의 항병력도 떨어져 C형 간염에 감염되게 된 문자 그대로 오장육부에 모든 질병이 전변된 종합병원의 형태를 띠고 있었다. 하지만 필자를 만나 왕뜸 치료를 받으면서 면역억제제를 중단하게 되었다. 20년이나 맞아온 생명선과도 같은 인슐린 주사도 끊게 됐다. 고혈압 약도 멀리할 수 있었으며 심장병 전문의인 사위가 각종 검사를 해 보고는 심장약도 줄일 수 있게 되었다. 또 GOT, GPT등의 수치가 안정되어 간 기능이 회복되었다. 담당 주치의는 처방해 준 약을 꼭 드시며 왕뜸도 열심히 하시라는 격려가 있었다. 사위인 심장전문의는 장모의 관상동맥과 심장의 상태가 이해할 수 없이 좋아진 것을 보고는 직접 왕뜸을 체험해 보기도 하였다.

또 임플란트를 하여 이가 맞지 않는다면 6개월을 식사를 전혀 못해 피골이 상접하여 차마 살아있다고 할 수 없는 상태에서 필자를 만나 10여회의 왕뜸 시술로 식사를 제대로 할 수 있게 되었다. 잇몸이 부어 잇몸 본을 못 뜨는 경우 몇 차례의 왕뜸 시술로 잇몸이 가라앉아 본을 뜨고 이를 해 넣을 수 있게 됐다. 이는 한의학적으로 윗잇몸은 위장이 지배하고 아랫잇몸은 대장이 지배한다고 되어있어 복부가 따뜻해지면 부교감신경이 활성하여 소화기계통의 장기가 건강해져 관리영역인 잇몸으로 기혈을 충분히 공급하기 때문이다.

이처럼 왕뜸의 효능은 불가사의 그 자체이다. MHC가 개인의 독특한 개성을 발현하여 이식을 하면 면역 억제재를 사용해야 된다고 하나 이식과 더불어 왕뜸 시술을 하면 체온이 상승하면서 면역력이 강력해져 면역억제제가 무력화된다. 이식 장기가 조기에 활성하여 자기 기능을 제대로 수행하기 때문에 자기와 비자기를 따지지 않고 공생하게 돼 면역억제제를 처방할 필요가 없게 된다. 처방 한다고 하여도 그 도수를 최소한의 도수로 처방할 수 있어 나타날 수 있는 부작용을 방지 할 수 있게 되며 몸의 상태를 봐 가며 면역억제제를 중단 하면 된다.

여기서 중요한건 수술로 상처를 입은 세포의 체액은 PH가 산성으로 되고 강알칼리성의 뜸 기운인 미네랄로 5각수가 6각수가 되어 산성체액에서 약알칼리로 변하면 면역 억제제 없이도 생리가 활성되어 진다고 보여 진다. 이는 배달왕뜸이 장기 이식 수술 후 면역억제제의 폐해를 극복할 수 있는 훌륭한 대안이라 할 수 있다.

*면역억제제의 무용지물

배달왕뜸의 4초 조절법으로 시구하여 정상체온이 유지되면(1도이상 상승) 면역력이 5배 이상 상승하여 생리가 활성되고 신진대사가 왕성해져 이식 장기로서 임무를 충실히 수행하게 된다. 이식수술 직후의 면역력을 2라 가정할 때 3쯤으로 억제를 하게 된다. 그런데 왕뜸 시술로 면역력이 5가 되면 억제력 3으론 어림도 없게 되는 이치다. MHC의 자기와 비자기 거부반응이 무력화되어 공생을 허락 받게 된다. 면역억제제를 끊어도 하등의 문제가 없게 되는 임상결과다. 놀라운 배달왕뜸의 효능인 것이다.

또 임신을 하게 되면 입덧을 해 식사를 할 수 없게 되는데 이 또한 면역억제 반응이다. 식욕이 왕성하게 놔두면 이것저것 마구 먹게되어 아기에게 독소로 작용 할 음식을 먹을 수 있게 돼 미연에 방지하기 위해 입덧으로 아무 음식이나 먹지 못하게 면역을 억제시키는 것이다. 이렇게 귀한 생명을 안전하게 세상에 내놓기 위해 인체 스스로 면역억제 반응인 입덧을 하는 것이다.

5. 자율신경 면역

자율신경이란 교감신경과 부교감신경이 균형을 이루는 시스템으로 백혈구 시스템과 아주 밀접한 관계에 있다. 교감신경은 인체의 흥분을 담당하고 부교감 신경은 안정을 담당하며 균형을 항상 이루도록 노력하고 있다. 이 균형이 깨어지면 질병이 발생하는데 자율신경의 조화를 되찾고자 하는 노력을 필자는 자연치유 반응이라 설명한다

음식을 먹었을 때 위나 장을 움직이는 것과 심장을 움직이는 것은 인간의 의지와는 전혀 별개의 것이다. 그러면 어떻게 이들 장기가 움직이는 것일까요? 이처럼 자기 의사와는 관계없이 생명유지에 불가결한 기능을 유지 통제하는 것이 자율신경이라 한다. 자율신경은 혈관을 따라 전신에 널리 퍼져있고, 교감신경과 부교감신경이 있는데 각자 뇌의 시상하부로부터 오는 명령을 수행한다. 서로 맞 버티는 길항관계에 있어 함께 기능이 활성되거나 저하될 수 없이 한쪽이 활성하면 한쪽은 자연히 저하되기 마련이다.

그런데 자율신경과 백혈구는 밀접한 관련을 갖게 되어 교감신경=과립구, 부교감신경=림프구의 등식이 성립된다. 교감신경이 우위에

있으면 과립구의 활동이 강력해지고, 부교감신경이 우위에 있으면 림프구 작용이 활발해 진다. 이렇게 자율신경은 면역세포의 증감에도 영향을 미치고 있는 것을 알 수 있다.

*교감신경 = 과립구

기본적으로 낮 시간에 활발해진다. 그래서 활동적으로 일할 수 있다. 흥분했을 때나 긴장 상태에도 우세해 진다. 혈관을 수축시켜 심박수를 증가시키거나 혈압을 상승시키는 한편 위장의 작동을 억제한다. 아드레날린 수용체를 가지며 스트레스와 관계하며 잠을 설치게 하고 수족이 냉해지며 냉 체질이 되어 변비에 시달리게 된다. 그리고 과립구의 생성을 돕는다. 강한 스트레스를 받거나 지나치게 과로하면 교감신경이 긴장하여 과립구가 증가하여 조직이 파괴되고 질병이 발생한다.

교감신경을 자극하는 호르몬인 아드레날린(adrenalin), 노르아드레날린(noradrenalin), 도파민(dopamine)등의 물질들은 흥분을 만들어내는 물질이기 때문에 기운이 치솟는다. 이 물질들이 활성하면 혈관이 좁아지고 혈압이 오르게 되며 맥박이 빨라진 흥분 상태가 된다.

지나친 스트레스로 인해 교감신경이 과 항진되면 과립구가 활성화 하는데 이는 세균뿐 아니라 소화기의 점막을 파괴하게 된다. 과립구는 구강점막에서 항문까지 장 점막으로 집결하여 주둔하며 음식 등으로 체내로 들어오는 각종세균을 퇴치하는데 2, 3일 정도를 살다 죽게 되면 핵이 파괴되면서 다량의 활성산소를 발생하게 된다. 이 활성 산소는 조직을 산화시켜 일부는 죽고 일부는 상처를 입게 돼 화농성 염증을 일으키는데 이것이 위궤양, 십이지장궤양, 크론병, 신경성 장염, 오십견이나 요통 관절염의 원인이 되기도 하며 이렇게 세포의 파괴와 복구가 계속되는 과정에서 변이가 일어나 암세포로 발전하게 된다.

*부교감신경= 림프구

체온이 상승하면 부교감신경이 활성하여 치유 호르몬이 활성화 되는데 그 중에서 프로스타글란딘, 아세칠콜린, 히스타민, 세레토닌 등은 혈관을 확장시키고 통증과 발열을 일으키며 기분이 안정된다. 밤은 부교감신경의 담당이므로 잠이 쏟아지게 된다. 이는 숙면하는 동안 각종 호르몬이나 효소의 생성을 원활히 하여 노폐물을 청소하고 질병을 치유코자 함이다. 이런 증세는 내 몸이 나를 고치려는 치유반응 인 것으로 진통제나 해열제, 진정제 등 약물을 투여하면 자연치유 노력이 소멸되어 버린다.

부교감 신경이 과 항진 상태가 되면 혈관이 지나치게 열려 혈류에 이상이 생기고 교감신경이 다시 과 항진되어 혈관이 좁아진다. 자율신경의 안정이 그래서 중요한 것이다. 부교감신경은 통상적으로 야간에 휴식할 때 활발해진다. 부교감신경이 우위에 서면 심신이 릴렉스한 상태가 된다. 소화액의 분비가 촉진되고 장관의 운동이 활발해진다. 또 혈관을 확장하여 혈압을 낮추고 심박, 호흡을 안정시킨다. 수면으로 들어가는 것도 부교감신경의 역할이다. 프로스타글란딘이나 아세틸콜린 수용체를 가지며 또 마음이 안정된 상태가 지나쳐 매사에 권태를 느끼게 되면 부교감신경이 지나치게 우위를 차지하게 되어 림프구가 과도하게 증가하면서 알러지 질환이 발생하게 된다. 적당히 활성하면 기분이 좋아지고 체온이 올라가 면역력이 향상되어 쾌변을 할 수 있게 된다.

*치유반응 높이고 부교감신경을 활성화하는 호르몬

아세칠콜린(acetylcholine), 프로스타글란딘(prostaglandin), 히스타민(histamin), 세로토닌(serotonin), 로이코 트리엔 등의 부교감신경 활성 호르몬이 생성되면 열이 나고 붉게 부어오르고 발적을 만들고 통증을 일으키게 하는 치유반응을 일으키게 된다. 부교감신경이 적당히 활성 되면 마음이 안정되고 시야가 확장되고 통증에도 민감해 지며 혈관이 열린다. 혈류를 증가시키기 위해 졸림, 열감, 구토, 기침, 통증, 발적, 혈료, 혈변 등 치유반응이 격해지는 것으로 비로소 암세포나 바이러스 감염세포 등을 림프구가 공격하게 되는 것이다.

어떻게 하면 부교감신경을 항진시켜 난치병을 치유 할 수 있을까?

배를 따뜻하게 왕뜸을 한다. 그리고 대사에 필요한 비타민과 미네랄 등 천연물 보충을 게을리 해서는 안 된다. 미토콘드리아에서 에너지(기)를 생산하기 위해서는 윤활류 역할을 하는 비타민이나 미네랄이 필요하기 때문이다. 대사가 활성하면 체온이 상승한다. 다시 강조하지만 체온이 1도C 올라가면 대사는 5-20배 증가하며 면역력도 5배나 활성하게 된다. 체온이 면역력 향상에 절대적이란 사실에서 배달왕뜸의 중요성이 더욱 강조되는 대목이다.

* 체온을 높여 부교감신경을 활성화 시키는 방법

a) 심호흡으로 소화기를 자극하여 부교감신경 활성유도

b) 태극권 고전무용 느린동작으로 부교감신경 활성유도

c) 농악, 클래식, 찬송가, 명화 감상 등으로 정서 안정

d) 생각해 낸 음식 먹기 : 한 끼만 잘 먹어도 식욕회복

e) 상상의 스포츠대결 : 항상 지던 친구를 이기는 상상운동

f) 반신욕, 족욕요법

g) 거친 식사법: 현미식이나 통곡식을 하여 더 오래 소화운동 할 수
   있게 해 더 많은 혈액을 소화기로 끌어모아 복부를 따뜻하게 하
   여 부교감신경 활성 유도

h) 과욕이나 과거사에 집착하지 말 것

i) 스트레스를 받는 생활을 청산 할 것

j) 천연물의 비타민과 미네랄을 취하는 지혜를 발휘 할 것

6. 미생물 면역

신생아가 세상에 태어날 때 우유를 소화할 효소가 없는 관계로 질
을 통과하는 과정에 젖산균에 감염된다. 그래서 태어나자마자 엄마
의 젖을 먹고 소화 할 수 있게 된다. 초유에는 아기를 수개월 지켜 줄
수 있는 면역 단백질이 들어있고 수유를 통해 이를 체내에 이식하게
되어 일정기간 동안 면역력을 유지하며 외부 적을 방어해 준다고 한
다. 또 출생과정에 각종 미생물에 노출되어 감염되는데 눈, 코, 귀,

입, 후음, 전음 등은 미생물이 볼 때는 엄청난 크기의 동굴이기 때문에 터를 잡고 외부에서 들어오는 다른 미생물을 격퇴하여 공을 세워 인정을 받으면서 공생하게 된다.

　신생아의 입이나 항문을 통해 유입된 장내 미생물은 소장이나 대장에 터를 잡고 인체 건강에 매우 중요한 역할을 한다. 음식물의 소화, 비타민의 생산제공, 효소생산, 호르몬생산, 복합 다당의 단당 분해, 병원균퇴치 등 인체에 협력하면서 공생하는 것이다. 소장말단에 위치한 미생물총에는 천여 종의 미생물이 약 1Kg정도 존재하는데 유익균과 유해균이 6 : 4의 비율을 유지하며 인체의 생명활동을 돕고 공생하고 있다. 또 우리가 보는 대변의 30%가 미생물이란 놀라운 사실도 밝혀졌다

　벨기에의 브리케 대학 Joroen Raes교수는 "인체는 걸어 다니는 세균집단이다"고 표현하고 있을 정도다. 코알라는 태어난 새끼에게 어미 장기의 미생물을 새끼의 장내에 이식하기 위해 어미의 똥을 먹인다. 또 새끼의 똥을 먹어보며 장내 미생물의 이식을 확인 한다고 한다. 이는 주식으로 이용하는 "유칼립튜스"란 나뭇잎을 소화 할 수 있는 미생물을 이식하기 위함이라 한다. 이처럼 천연의 산물을 소화하는 데는 장내에 특정 세균이 존재해야 한다. 신생아도 젖을 먹다가 음식물을 소화 할 수 있는 미생물이 장내에 모두 이식되면 젖을 떼고 밥을 먹게 되는 이치와 같다.

＊유익균과 유해균

　인체의 소화기관에서는 특히 소장 벽으로 포도당 과당 젖당 등 단

당은 흡수 할 수 있으나 천연물에는 주로 복합 다 당체로 존재하기 때문에 소화기관에서 흡수 할 수 없어 미생물의 도움을 받지 않을 수 없게 된다. 다당체를 미생물이 단당으로 분해 해 주어야 비로소 흡수하여 영양으로 사용할 수 있는 것이다. 그래서 소장 미생물 총에는 많은 미생물이 상재하고 있다. 미생물중에는 소화흡수를 돕는 미생물인 유익균 과 그렇지 않은 유해균이 6:4의 비율로 존재한다. 위장에서 진죽으로 분해하여 소장으로 보내면 유익균이 모두 분해하여 전신으로 영양을 공급 하게 되는데 위장이 냉해져 소화력이 저하되어 진 죽이 아니고 반죽형태로 소장으로 보내지면 유익균이 분해하다 남은 부분을 유해균이 부패 시키게 되어 가스가 차고 장이 냉해지며 변비로 고생하게 된다. 장내 미생물은 그 비율을 유지 하는 데 맹장의 도움이 필요하다. 맹장은 인체가 부패한 음식을 섭취하여 감염된 세균을 체외로 내 보내려고 설사를 할 때 유익균에게 피난처를 제공한다. 유익균을 보호하고 평소에 저장한 장섬유를 유익균의 먹이로 제공하여 젖산을 얻을 수 있어 이 젖산으로 유해균의 성장을 억제한다. 그래서 세균총의 미생물의 균형을 유지할 수 있다는 것이 듀크 대학 논문에서 밝혀졌다.

우리는 염증이 있으면 항생제를 복용하는데 장내 미생물은 유익균이 유해균보다 생명력이 약해 먼저 죽게 된다. 그래서 입맛이 떨어져 밥 생각이 없게 되는 것이다. 유익균이 항생제의 공격으로 쉽게 죽게 되지만 그 종자는 보호되어 퇴출되지 않는 듯하다. 필요한 물질을 3일만 계속 공급해 주면 종자 미생물이 분열을 시작해 정상 임무를 수행하게 되는 것을 느낄 수 있다. 이들 미생물은 자기가 배속된 장기나 조직을 위한 영양소만을 분해 할 수 있는 특징을 가지고 있다. 미생물은 인체 조직의 모든 면역기능과 소셜네트워킹(교신)을 하며 필요한 물질을 공급하는 것으로 이해된다. 다시 말해 갑이란 물질은 인슐린을 생성하는 효소를 생성 할 수 있어 이 물질만을 분해하는 미생물이 있다. 이 미생물이 분해하여 생성된 효소만이 베타세포의 자물쇠를 열 수 있는 열쇠가 되어 인슐린을 생성 할 수 있게 된다. 효소가 없이는 어떤 호르몬도 생성이 불가능한 일이다. 그래서 필자는 약을 처방 할 때 첫날은 한 봉지로 3회 다음 날은 2봉지로 3회 3일째는 하루에 3봉을 취하라고 처방을 하는 것이다. 특수한 약제를 분해하는 미생물은 종자만 남겨두고 모두 퇴출되어 있어 그 약제가 삼세번(3일) 유입되면 분열을 시작하여 체내로 유입되는 먹이를 소화 하게 되어 인체에 약효를 내게 된다고 보여 진다.

*허기를 느끼는 것은 오로지 장내 미생물의 표현이다.

시상, 시상하부, 뇌하수체에서 어느 호르몬을 생성하라고 자극호르몬을 내보내면 교신(소셜네트워킹)에 의해 장내 특정 미생물은 특정 음식을 먹고싶게 한다. 그래서 그 음식이 장으로 들어오면 장내 특정 미생물이 분해 소화하여 필요한 효소를 만들어 필요한 장기나 조직으로 운송하면 필요한 호르몬을 생성 할 수 있게 되는 것이라 여겨진다. 태아가 자궁에서 자랄 때에도 특정 물질이 필요하게 되면 입덧이라는 특정 명현반응으로 신속하게 그 물질을 함유한 음식물을 취하게 하여 태아의 성장에 지장이 없게 하는 것이다. 만성질병에서 헤어날 때에도 비슷한 상황을 겪게 되는 걸 우리는 종종 보게 된다. 그래서 체내에서 서로간 교신(소셜네트워킹)으로 필요한 물질을 얻어 기생하면서 공생하는 것이다.

이렇게 원활한 호르몬의 생성을 위해서는 우리 몸의 방어 시스템 인 미토콘드리아의 에너지 시스템, 자율신경 시스템, 백혈구 시스템 , 미생물 시스템 목편도-장편도 시스템 등이 교신을 통해 균형과 조 화를 위해 협조와 감시를 게을리 하지않고 있다. 이를 우리는 상생과 상극으로 설명 할 수 있다.

7. 미생물총과 맹장(장편도)의 면역

맹장은 소화흡수를 돕는 미생물과 그렇지 않은 미생물의 균형추 역할을 한다. 유익균을 활성하고 유해균을 억제한다. 맹장은 우리 몸 의 평형감각 기관의 균형추 역할도 한다고 알려졌으며 맹장을 제거 하면 전투기 비행사가 될 수 없다고 한다. 인체가 부패한 음식이나 감 염된 음료를 통해 병원균이 장 속으로 유입되면 유입된 세균과 장내 상재 균이 일대 격전이 벌어진다. 상재 균으로서는 생존의 문제이다. 설사를 통해 물에 띄워 신속하게 체외로 내보내 처리 하려 한다. 이때 유익균이 도도한 설사의 물살에 살아남기 위해서는 피난처가 필요하 게 되고 바로 맹장이 피난처 역할을 한다. 맹장은 평소 이를 대비하여 셀루로이드(장섬유)를 저장하여 두었다가 피난 온 유익균의 먹이로 제공한다. 평소엔 장섬유를 거들 떠 보지도 않던 유익균들은 허기를 못 이겨 하는 수 없이 장섬유를 분해하게 되고 곧 젖산을 배설하게 된다. 이 젖산은 유해균의 성장을 억제하는데 맹장이 사용한다 는 것이 듀크 대학 빌파커 교수 팀의 논문에서 발표되었다. 따라서 맹장은 장내세균총의 유익균과 유해균의 균형유지에 중요한 역할을 하는 것임을 알 수 있다.

목편도부위의 체온이 1도C 낮아지면 대식세포 등 백혈구의 식성이 저하되어 탐식작용이 무력화 된다. 더불어 소장의 체온도 저하되어 미생물총의 비율이 깨져 유해균이 기승을 부리게 되어 맹장이 공격당하게 되고 소화력이 떨어져 복부 및 하지가 냉해지며 비만이나 변비 등으로 고생하게 된다. 무력화된 백혈구에 잡균이 잠입하여 영양과 산소를 탈취하여 백혈구를 더욱 무력하게 만든다. 백혈구를 잡균의 운송수단화 하여 전신의 감염이 발생한다. 편도선이 냉해져 잡균에 뚫리고 소장이 냉해져 소장총의 미생물의 균형이 깨진다. 유해균이 맹장을 공격해 소위 말하는 자가면역 질환이 발생하는 것이다. 백혈구가 나를 공격하는 것이 아니라 냉해로 백혈구가 무력화 된 것이다. 다시 체온만 올려주면 백혈구는 왕성한 탐식작용을 되찾게 되어 감염된 유해균인 바이러스를 먹어치워 불치라는 크론스병이라는 자가면역 질환에서 회복될 수 있는 것이다.

8. 편도선(목편도) 면역

편도선은 입이나 코를 통해 침입하는 바이러스 세균 꽃가루 먼지 등을 처리하는 기관이다. 관문인 목 주위와 코 뒤쪽에 존재하는 림프선 조직이다. 인두편도, 귀편도, 구개편도, 혀편도 등이 목 쪽에서 입이나 코로 들어오는 이물질을 백혈구 특히 마이크로파지를 활용해 먹어치우고 있다. 보이는 대로 내편이 아니고 이물이면 모두 먹어치운다. 편도선은 태어나서 5세까지 커진다. 그 후엔 줄어든다하여 쓰임세가 적어지는 걸로 인식하여 중요하게 여기지 않는다. 염증이 생기면 쉽게 제거수술을 하기도 한다. 하지만 편도선은 우리 몸을 지켜내는 최초의 면역 기관으로 함부로 제거 수술을 한다는 것은 검문소를 헐어 버리는 것과 같다.

대식세포는 추위에 민감하다. 편도부위의 온도가 1도C 만 내려가도 추위에 식욕을 잃게 된다. 냉해진 임파 조직인 편도선은 백혈구의 탐식능력을 박탈하게 되어 이미 면역기능을 상실하게 된다. 이럴 땐 쓸모없는 조직처럼 보인다. 상기도 감염은 코점막에서 3일 동안 1000배로 분열한 바이러스가 숙주세포를 파괴하고 상기도 즉 편도조직에 감염되는 것을 말한다. 이때 편도 조직이 평균체온에 1도C 이상 저하되어 있어야 감염이 가능하다. 정상체온이라면 대식세포인 마이크로파지나 림프구가 순식간에 섬멸하게 되어 감염을 일으키지 못하게 된다. 체온 1도가 면역력 5배나 차이를 낸다는 무서운 사실이다. 상기도 감염이 되면 편도가 붓고 고열을 내게 되는데 이는 고열로 면역세포를 불러들이는 신호이며 고온에서 활성하는 면역세포들의 활동을 최고조로 뒷받침하게 함이다. 이때 해열제를 투여한다는 것이 얼마나 어리석은 일인지 자명해 진다.

이처럼 편도선은 면역기관은 아니지만 면역세포가 상주하는 검문소인 것이다. 면역세포가 활동하기 좋은 따뜻한 환경을 만들어 주는 것이 무엇보다 중요하다 하겠다. 그래서 왕뜸시술로 체온을 올리는 것이 편도선과 면역세포를 보호하는 길이란 게 확실해진다.

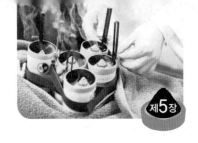

제5장

배달왕뜸의 실제와 시구법

1. "목"이란?

소매하는 가게는 고객이 편리하게 방문할 수 있는 위치에 있는 가게를 "목" 좋은 가게 터, 즉 가게 목이 좋다고 한다. 여기서 목이란 4 거리 코너 이거나 유명업소가 옆에 있어 많은 사람들이 왕래가 빈번한 장소를 목이 좋다고 한다.

경락에서 볼 때는 목은 그 경락에서 귀중한 요혈이라 할 수 있다.

*인체엔 어떤 목이 있는지 살펴보자

우리 인체에도 "목"이란 이름으로 부르는 부위가 있다. 구간과 전신의 사령탑과의 연결 통로인 앞목, 뒷목, 구간에서 팔로 에너지를 보내는 팔목, 손목, 또 구간에서 다리로 에너지를 보내는 무릎(목), 발목 등 목을 통해 정보 및 에너지를 보내게 된다. 목이란 부위는 에너지를 제일 많이 소비하기 때문에 고장이 자주 나는 곳이기도 하다. 목이란 이름이 붙여진 관절 부위다. 또 장부에 병변이 생겨 장부에 에너지가 필요하게 되면 자연계에서 에너지를 구득하여 장부로 보내 장부로 하여금 건강을 회복 할 수 있게 도와주기도 한다.

예컨대 심장이나 폐에서 손으로 에너지를 보내기 위해서는 팔목과 손목을 거치지 않으면 불가능한 일이다. 또 횡격막 이하의 장기가 발가락으로 에너지를 보내고자 할 때 반드시 무릎(목)과 발목을 거쳐야 한다. 여기서 우리는 경락의 유주를 고려하며 관절부위를 목이란 부위로 명명하였다고 짐작 할 수 있다. 오행 침에서는 주슬 이하를 치료하여 장부의 질병을 치료하는 지혜에서 목의 효능은 아무리 강조해도 부족하다. 원혈을 발목이나 손목에 배속시킨 선조들의 지혜를 깊이 음미해야 한다고 보여 진다.

그래서 필자는 4초 조절법을 기본으로 폐의 질병은 우측 손목이나 팔목으로, 심장질병은 왼쪽 팔목이나 손목으로, 비위의 질병은 오른쪽 무릎이나 발목으로, 간담의 질병은 왼쪽 무릎이나 발목을 치료한다. 신장문제는 부은 발목 쪽의 무릎이나 발목을 치료한다. 또 압통부위인 아시혈을 추가하여 효과를 보고 있다. 동양 삼국 중 신체의 관절 부위를 같은 이름인 목이라 붙인 민족은 우리 민족 밖엔 없다. 눈, 코, 귀, 입, 목, 팔, 다리 등 신체의 이름을 붙인 역사가 아마도 오천 년은 되지 않을까싶다. 물론 한국의 역사가 오천년이라고 하기 때문이다.

그렇다면 경락유주를 살펴 경기의 흐름을 파악하고 신체 부위의 이름을 작명한 우리선조들이 침뜸을 시작한 것도 오천 년은 되었을 것이다. 그런데 미국을 비롯한 전 세계에서는 동양의학을

TCM(traditional Chinese medicine)이라 하여 중국의술로 치부하고 있다. 겨우 3000년 역사라고 자랑하는 중국인들이 우리의 의술을 자기네 의술로 둔갑시킨 것이다. 우리는 지금부터라도 뜸에 대해 더욱 열심히 연구하여 확실한 이론을 개발하고 그들이 아무소리 할 수 없게 근거를 제시하여 선조들의 명예를 회복하고 침뜸의 종주국의 지위를 회복하여야 하겠다.

2. 전조 작용(轉調作用)

뜸 치료를 오래 받고 있는 사람 중에는 몸의 상태가 전반적으로 좋아져서 젊어졌다고 하기도 하고, 감기에 잘 걸리지 않는다, 대변이 좋아졌다, 성욕이 증진되었다 라고 하는 사람이 많다. 또 수년 동안 자궁 염증으로 냉이 심하여 하루에도 몇 번식 속옷을 갈아입고, 오래 서있으면 아랫배가 내려앉는 것 같아 고생하다가 병원 치료나 약물 치료로는 잠시 좋아졌다가 다시 재발되는 등 신통치 않아 조직 검사까지 해보았다는 부인들이 있다. 그분들 중에 뜸을 계속한 후부터는 허리가 따뜻해지고 앞에 말한 증세가 없어져 가정생활이 즐거워졌다고 하는 사람도 많이 있다. 병을 고치는 약은 있어도 병에 걸리지 않는 체질로 만드는 약은 없다. 그런데 뜸은 바로 전조 작용(몸의 상태를 변경하는 작용)에 의해 우리 몸의 체질을 개선하는 데 현저한 효과가 있다.

현대 의학은 원인 요법이라든가 국소 요법(외과적 요법), 화학요법, 항생 물질에 의한 병원체 치료(세균을 체내에서 죽이는 치료)등이 치료의 주류를 이루고 있다. 뜸과 같이 과학적으로 확실치 않은 치료법은 시대에 뒤떨어진 것으로 취급하고 있다.(특히 우리나라의 경우 심하다). 그러나 실제로 환자가 뜸과 침을 통해 효과를 보고 있기 때문에 날로 애호가가 늘어가는 실정이므로 이는 결코 무시할 수 없는 현상이다.

뜸에 의한 전조 작용으로 우리 몸에 일어나는 영향

① 체중의 증감 : 뜸을 오래 하면 뚱뚱한 사람은 살이 빠지고 야윈 사람은 살이 찌는 현상은 흔히 있는 일이다.

② 감정의 변화 : 우울증이나 정신 착란 등으로 고생하던 사람의 성격이 차분해지고, 말도 않고 바 보 취급당하던 사람이 평상시와 같이 되고 병이 나으면서부터 활달해지는 예도 적 지 않다.

③ 불면증을 치료한다. : 뜸을 뜨면 자율 신경 실조가 개선되어 불면증이 낫는 경우가 많다.

④ 병에 걸리기 쉬운 체질을 개선 : 감기, 설사, 두드러기, 피부병, 천식 등은 체질적으로 생기기 쉬운 병이다. 뜸은 이와 같은 병에 걸리기 쉬운 체질을 개선한다.

⑤ 월경불순을 정상으로 : 월경불순이나 월경 곤란, 월경 과다 또는 과소도 뜸을 뜨게 되면 정상으로 된다. 또한 특별한 원인도 없이 임신하지 못한 여성이 뜸을 뜨고 나서 수태를 하였다는 예는 많다. 남성의 경우에도 조루, 불감증, 임포텐츠(음위)가 뜸으로 치료되었다는 보고가 많다.

⑥ 변통이 잘 된다. : 고질적인 변비나 설사가 뜸으로 낫는 예는 허다하다.

이와 같이 몸의 체질을 변화시키는 작용은 뜸의 현저한 효과라는 것은 앞에서 여러 번 지적한 바 있다.

⑦ 마비를 회복시킨다. : 뇌졸중 후의 반신불수에 뜸을 계속 뜨면 회복이 빠르다. 몇 개월간이나 전연 회복 기미가 없던 마비 증세가 뜸을 하고부터 빠른 속도로 회복되고 언어 장애도 해소되는 예가 많다.

⑧ 못, 혹, 티눈에 효과적이다. : 못, 혹, 티눈은 피부의 각질이 변하여 조직이 석회화되어 굳어진 것이다. 이 경우에도 한번에 30장 정도 뜸을 뜨면 곧 딱지가 생기고, 딱지가 없어진다. 한 달쯤 지나서 뿌리가 남아 있으면 다시 처음 하는 식으로 하면 된다.

3. 사초(四焦) 조절론과 모유 배합법

*사초(四焦) 조절론

인체는 안면과 두부, 흉부, 상복부, 하복부 등 넷으로 구분할 수 있다. 이 네 부위(4部位 : 4초)가 서로 긴밀히 협력 제약하는 힘에 의하여 평형이 유지되어 균형과 조화를 이룬 상태를 건강이라 하고, 조화가 깨진 상태를 병으로 보는 것이다.

현대 의학에서 난치나 불치로 규정한 병은 만성병인 관계로 어느 장기 한 곳에서 출발한 병증도 그 장기가 제 기능을 오랫동안 정상적으로 해내지 못하기 때문이다. 그와 관련된 장기가 하나하나 부담을 받게 되어 전신이 병들어 가게 되는 것이다.

그런 경우 처음 발병한 장기만 고치려고 해서는 전혀 호전되지 않는다. 4초 조절 법 치료만이 전신의 면역력을 향상시킬 수 있다. 각 장(臟)이나 부(腑)의 기능을 제고해 주어야 병증이 소실됨은 물론, 제일 먼저 발병한 장기도 제구실을 할 수 있는 것이다. 그래서 필자는 4초가 조절되어야만 건강을 회복할 수 있다는 소신에 따라 수없는 임상 경험에 의하여 4초 조절론을 내놓는 것이다.

사초(四焦)는 해부학상의 위치로 보아 다음과 같이 구분한다.

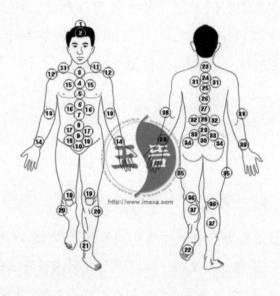

원초(元焦) : 안면, 두뇌, 근 골격, 신경 내분비, 운동, 감각, 사지를 총괄한다(대표혈 : 백회).

상초(上焦) : 심장과 폐를 말한다. (대표혈 : 단중).

중초(中焦) : 비위, 간, 담을 말한다. (대표혈 : 중완).

하초(下焦) : 신장, 방광, 소장, 대장을 말한다. (대표혈 : 관원).

인체는 폐와 비장의 공동 작용에 의하여 후천 원기가 조성되고, 신장에 의해 선천 원기가 발현된다. 이들 선천, 후천, 원기가 통합 조정됨으로써 먹고, 숨쉬고, 배설하기까지의 과정이 이루어지며, 인체의 3초를 움직이는 원동력이 되는 것이다.

상 · 중 · 하초의 3초 조절만으로는 인체의 5장 6부와 각 조직의 원만한 기능 제고가 불충분하여 백회 부위를 먼저 치료하고 모혈과 유혈로 3초 조절을 하는 치료 원칙을 세워 시행하였더니 난치나 불치의 질환이 의외로 쉽게 해결된다는 사실을 확인할 수 있었다. 그래서 안면 두부를 원초(元焦)라 정한 것이다. 실제로 임상에서 원초는 전신 신경의 사령탑이요 각종 효소나 호르몬의 컨트롤 박스이며, 사지 말단의 각종 감각과 운동의 중추이자 오관의 실제적 본령이기도 하다. 이렇게 중요한 원초를 먼저 치료하지 않고서는 고혈압, 중풍, 당뇨, 정신 신경증, 불면증, 암 등 3초의 어느 질환도 완벽하게 뿌리 뽑을 수가 없다.

모든 병증을 치료하기 위해서는 백회 부위에 먼저 뜸을 떠야 한다. 또한 상 · 중 · 하초의 3초 조절로 전신적인 기능 제고가 이루어져야 병증이 소실되고 건강을 되찾을 수 있는 것이다. 필자는 왕뜸을 몸으로 먹는 보약이라고 부르며, 고장난 장기가 직접 쑥 기운을 취해야 병증의 소실이 즉각적으로 일어난다고 생각한다. 유혈과 모혈을 주치 수단으로 사용하는 이치이기도 한 것이다.

4. 쑥 기운의 자가 진단과 치료

왕뜸의 사초(四焦) 조절법으로 시구를 하다 보면 경혈을 타고 경락으로 들어간 쑥의 영기(靈氣)는 12경맥과 임맥, 독맥을 타고 전신을 유주 순행하는데, 잘못되거나 막힌 부위를 반드시 고치거나 뚫고 지나가게 된다. 이것은 12경맥의 유주 방향이 각각 정해져 있어 되돌아가거나 우회할 수 없으므로 직진으로 진행할 수밖에 없기 때문이다. 따라서 이상이 있거나 병사가 깊은 곳에는 통증이나 저림 등 여러 가지 뜸의 기감(氣感)이 나타나는데, 바로 이런 증세로 전신의 병변을 진단할 수가 있다. 현대 의학의 어떤 장비로도 찾아내지 못하고, 맥진의 달인도 감지하지 못한 미세한 병변을 찾아내어 자극을 전달하는 것이다. 뜸의 영험함이 바로 여기에 있는 것이다.

간경화 환자를 치료하다 보면 제일 먼저 뜸의 감이 나타나는 곳은 간 부위가 아니라 10명 중 8~9명은 비장에 통증이 나타난다. 간을 고치기 위해 쑥 기운이 비장을 먼저 고친다는 것을 알 수 있다. 다시 말해 쑥 기운이 경락을 유주 순행하면서 병증의 치료 순서를 결정하여 그 순서대로 세 번으로 나누어 고치는데, 첫 번째의 통증이 100이라 하면 두 번째는 50, 세 번째는 아주 약하게 뜸의 감이 나타난다. 웬만한 병증은 이 세 번의 치료로 소실된다. 선조들의 삼세번의 지혜에 탄복할 따름이다.

한의학 8강 논치에 의해 의사가 어느 장기를 먼저 고치고자 처방을 내리고, 환자도 그 장기의 병증에서 해방되고 싶어 하지만 어느 부위부터 치료해야 하는지는 오로지 인체의 경락을 돌고 있는 쑥 기운이 결정할 문제라는 것을 수없는 임상에서 터득했다. 결국 쑥 기운은 스스로가 급한 곳부터 고친 다음에 머리끝에서 발끝까지를 완벽하게 고쳐나가는 것이다.

5. 배달왕뜸의 모유 배합법

모혈은 흉복부에 있고 유혈은 배부(등)에 있다. 경맥의 기가 모이는 곳을 모(募)라 하고, 경맥의 기가 운수되는 곳을 유(兪)라 한다. 유혈과 모혈을 배합 응용하는 것은 직접적으로 장기의 병을 치료할 뿐만 아니라 간접적으로 그 장기에 연계된 질환까지 치료한다.

예를 들어, 위경에 병이 들어 심와부가 아프고 식욕이 없으면 복부에 있는 위경의 모혈인 중완 부위를 주치 점으로 잡고 동시에 배부에 있는 유혈인 위유를 배합하여 치료한다. 방광 병에는 방광경의 모혈인 중극 위를 주치 점으로 잡고 배부의 방광유로 치료하는데, 장부에 소속된 기관의 질병까지 치료한다. 또 간장과 눈이 연계되어 있기 때문에 안질에는 간유 혈로써 치료한다. 이는 유혈과 모혈에만 관계가 있는 것이 아니라 경맥 전체에 관계가 있는 까닭에 왕뜸법에서는 모유 배혈법을 채택하여 그 효과가 신묘한 것이다. 다른 경락의 병도 위와 같은 방법으로 치료한다.

＊배(背)유혈

12경맥에 각각 두 개씩 모두 24개의 유혈을 등(족태양방광경락상)

에 갖고 있는데, 이것을 총칭해서 배유혈(背兪穴)이라 한다. 배유혈은 장이나 부의 기운이 경락을 따라 공급되어 흐르는 곳이다. 따라서 그 명칭은 5장 6부의 이름을 앞에 붙여서 부른다. 예를 들면, 허파의 기운이 공급되어 흐르는 혈을 폐유, 염통의 기운이 공급되어 흐르는 혈을 심유라고 한다.

배(背)유혈은 장 질환의 진단과 치료에 있어서 중요한 의의를 갖는데, 『영추(靈樞)』에서는 "그곳을 만지면 내장에 반응이 있고 아픔을 해결해 주는 것이니, 그것이 모두 유(兪)이다"라 하였고, 『소문(素問)』에서는 "내장에 병이 있으면 등에 침을 놓는다"고 하였다.

＊복(腹)모혈

모혈(募穴)의 모(募)는 막(膜)으로 통하기 때문에 그 뜻은 모혈의 위치와 내장의 조직이 서로 근접하고 있다는 것을 의미한다. 따라서 5장 6부의 기운이 12경맥을 통해서 가슴이나 배로 공급되어 모이는 곳을 모혈이라고 한다. 그것은 자기 경락상에 있을 수도 있고 남의 경락상에 있을 수도 있으며, 각각의 경맥에 하나의 모혈을 갖기도 하고 두 개의 모혈을 갖기도 하는데, 모두가 장부의 높이와 비슷한 곳에 있다.

이 모혈도 배유혈과 함께 내장 질환의 진단 및 치료에 중요하게 쓰인다. 『소문』에서는 "쓸개가 허하여 기가 위로 넘치고 입이 쓸 때에는 담경(膽經)의 모혈과 유혈로 다스린다"고 하였다. 이와 같은 배(背)유혈과 복(腹)모혈은 12경백(또는 5장 6부)에 있어서 대칭적 존재이며, 음양으로 겉과 안의 상관관계가 있다. 즉 모혈은 음이고, 유혈은 양이다. 그렇기 때문에 모혈과 유혈은 밀접한 관계가 있는 것이다.

6. 왕뜸 시구 법

상초 : 단중에 1구

중초 : 4구(5구, 6구, 7구 가능) : 4구(중완 양 천추 관원)

상초 질병이면 폐:우 척택(감기 공최), 좌하지 축빈

심: 좌 내관, 우하지 : 족삼리

중, 하초 질병이면 위장 : 우하지 ;혈해, 좌하지; 삼음교

간장 질병은 별도로 측와 자세로 우2구를 주로 가끔 좌 측와 2구

＊아시혈 즉 통처는 요혈로 함께 치료 요함.

배부질병은 상초 2구(3-4척추, 5.6 척추) 요추 4구(명문 양 대장수

요양관), 양 위중(양 용천)

＊백회 왕뜸법

그 동안 많은 임상 경험에서 백회에 뜸을 뜨는 것이 매우 중요하다
는 사실이 판명되었다. 예로부터 도가에서는 백회가 열리면 천문이
열린다고 해서 수행의 지고의 목표로 삼아 왔다. 뇌가 건강하면 사람
이 건강한 것은 당연한 이치가 아니던가!

백회혈에 뜸을 뜨면 뇌암 환자는 암을 고치고, 당뇨 환자는 혈당이
조절되고 뇌 세 동맥의 경화를 예방한다. 고혈압 환자 또한 혈전을 용

해하고 뇌혈관의 과다한 콜레스테롤을 용해하기 위해 뜬다. 특히 치매 환자는 신경 전달 물질의 원활한 공급을 위해 반드시 백회 왕뜸법으로 떠주어야 한다. 또한 대머리인 사람이 백회뜸을 뜨게 되면 모근이 살아 있는 것은 반드시 머리카락이 자라서 나오며, 머리가 빠지는 탈모증에도 탁월한 효과가 있다. 중풍, 고혈압, 당뇨, 신경계, 감각계, 내분비, 치매, 마약 등 각종 환경 호르몬 중독 증상에는 백회 뜸이 필수적이다. 백회에 뜸을 뜨면 생장 호르몬이 생성된다. 그러므로 세포 부활 물질 및 신경 전달 효소가 생성되어 전신의 신진 대사가 원활하게 이루어지면서 체액 대사 또한 왕성하게 된다. 그래서 나이에 비해 젊어지는 것이다.

현대 의학에서는 한번 손상된 뇌 세포는 복원되기 어렵다는 것이 정설이나 어느 반신불수 환자의 경우 한글의 받침까지 망각된 상태에서 꾸준히 백회에 뜸을 뜬 결과 몇 퍼센트라고 정확하게는 말할 수 없지만 대뇌 세포는 다시 복원된다는 결론을 얻을 수 있었다고 한다. 또 20대 후반에 당뇨에 걸린 60대의 환자는 40년 동안 실시해 오던 인슐린 투여에서 해방되어 혈당을 안정시킬 수 있었고, 피부가 윤택해지며 잔주름이 없어져 나이보다 훨씬 젊어 보이는 모습에서 백회 뜸의 신비를 몸소 체험했다고 한다.

■뜸을 뜨는 방법

밀짚모자 가운데에 구멍을 뚫어 왕뜸기를 넣고 고정시킨 다음 머리에 쓰고 뜸을 뜨면 훌륭한 백회 왕뜸법이 된다.

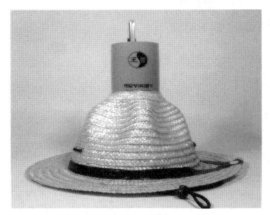

백회왕뜸기 〈사진〉

7. 좌구(座灸) 왕뜸법

불임, 냉대하, 치질, 직장암, 전립선암(염), 장궁암, 난소암, 자궁근종, 물혹 등의 질환은 왕뜸의 좌구법으로 다스리면 된다. 좌구 왕뜸법은 쑥 기운이나 원적외선이 위로 향하므로 항문병이나 자궁병을 손쉽게 퇴치할 수 있다. 또 출산 후 이완된 질의 수축을 위해서는 반드시 왕뜸을 떠야 하며, 폐경으로 인해 갱년기 장애가 있을 때에도 에스트로겐의 생성은 물론 질액의 원활한 분비를 위해서도 왕뜸은 필수적이다. 냉 대하 정도는 해가 뜬 후 안개가 사라지듯 자연스레 소멸되며, 질의 수축력이 놀라울 정도로 증가되어 있는 것을 경험하게 된다.

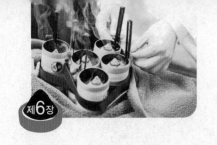

제6장

자연치유의 증표
명현반응

1. 호전반응이란?

호전 반응은 그 자체가 생명활동이요 치유 반응이다. 갓난아이가 젖 달라고 우는 것과 같은 생명활동이다. 울지않는 아이에게 젖 주는 엄마가 있겠는가? 생리현상에 이상반응이 나타나면 회복하기 위한 치유반응이 나타나는 것이다. 호전반응은 면역력을 회복하기 위해서 나타나며 면역력은 체온을 올려야 나타난다. 그러기 위해서는 왕성한 소화력이 있어야하고 숙면 할 수 있어야 한다. 그래야 부교감신경이 항진되면서 필요한 호르몬과 효소를 생성 공급 받을 수 있어 면역력이 활성 하기 때문이다. 온기야 말로 생명활동의 기본인 대사를 활성화하기 때문에 면역력을 높일 수 있어 치유반응의 시발점 이라 할수 있다.

2. 치유의 반응은 변화의 신호이다.

질병이 만성인 상태로 있게 되면 자연치유력이 고칠 수 없으나 한 단계 한 단계 치유되는 긍정적인 방향으로 변화하여 급성병 으로 바꾸면 어느 경우에나 쉽게 복구 할 수가 있게 된다. 그래서 명현반응 없이는 어떤 질병도 변화(치유) 시킬 수 없는 것이다. 변화 하고자 하는 강한 욕구가 있을 때 긍정적인 치유반응이 나타나는 것이다. 그래서 환자 본인의 투병의지가 강렬해야 투병에 성공 할 수 있는 것이다.

만성질병은 형체가 없던 곳에 오랜 세월에 걸쳐 형체를 만들어 낸 것으로 마치 양파와도 같이 겹겹이 쌓여 질병의 형태를 이룬 것이다. DNA의 복제 과정에서 오랜 세월 동안 변이가 진행된 것이다. 때문에 한 꺼풀 한 꺼풀 벗겨가며 급성으로 변화시켜 치유해 내야 하는데 이 급성이 명현반응인 것이다. 명현반응이란 수단으로 생명 중추에 알려야 자연치유력이 그 부위에 무슨 사고가 있는지 파악 하여 치유해 내게 된다. 그런 명현 반응은 어떤 때는 격렬하게 어떤 때는 조용하지만 명료하게 나타난다.

3. 온열요법과 명현반응

자연치유반응은 면역력 즉 항병능력이 향상되어야 나타난다. 면역력은 몸이 정상체온 이상으로 따듯해져야 높아지는 것이다. 따라서 온기 그자체가 면역력이라 할 수 있는 것이다. 그런데 우리 피부는 열을 통과(43도이상) 할 수 없게 설계되어 있다. 우리가 사우나에 들어가 땀을 흘릴 때 온도계를 보면 7, 80도를 가리키고 있다. 그런데 피부를 만져보면 오히려 싸늘하게 느껴진다. 이는 우리피부는 자신이 죽을 정도의 고온은 절대로 통과시키지 않게 보호막을 치게 마련이다. 그래서 쑥뜸에서 열로 치료한다는 것이 아무런 의미가 없다는 것을 알게 되어 필자가 캘리포니아 주립대학인 UCI 의대 면역팀 교수님들과 암을 연구 할 때 뜸 연기와 쑥 추출물로 연구를 하게 된 것이다.

필자가 개발한 배달 왕뜸은 세라믹 도자기를 활용하며 쑥이 탈 때 엽록소에서 원적외선이 발생하며, 세라믹이 열을 받게 되면 또한 원적외선이 발생한다. 다시 말해 열을 빛으로 전환하여 피하 심부까지 침투시켜 인체의 필요에 따라 열로 다시 전환하는 방법이 배달왕뜸법 이다. 원적외선은 신진대사의 원활로 혈액순환을 촉진하며 체내 노폐물 특히 중금속을 분해 배설하며 왕뜸에서 유입된 미네랄에 의해 체액을 6각수로 만들며 알카리 이온을 유지해 바이러스는 물론 종양세포를 섬멸 할 수 있는 것이다.

생로병사라는 인생행로의 아주 느린 완행열차의 바닥에는 찬 기운이 자리 잡고 있다. 그 위에 더운 기운으로 생명활동을 영위하다 찬 기운이 열차를 뒤덮으면 생을 마감하게 되는 것이다. 그래서 죽음을 말할 때는 늘 싸늘한 주검이라 말하게 된다.

4. 온기는 생명의 기운이다.

찬 기운이 성하면 각종 신호와 방법을 동원하여 따뜻한 기운으로 되돌려 놓으려고 노력하는 것을 우리는 임상을 통해 경험하게 된다. 오장육부가 냉해지면 따뜻하게 해달라는 표시로 손바닥이나 발바닥 어떤 때는 전신 피부에 허열을 띄워 온기를 확보하려 노력한다. 이런 노력이 호전반응이며 내부나 외부의 에너지를 끌어 모아 오장육부의 깨어진 조화와 균형을 바로잡아 건강을 유지 증진하며 생명활동을 이어 가는 것이다.

온기는 소생의 기운이며 뭉친 것을 헤치는 기운이며 막힌 것을 뚫는 기운이다. 인간은 온혈동물이다. 따듯한 피가 있어야 몸이 따뜻해진다. 피를 얻기 위해선 먹어야 된다. 그래서 욕심 중에 식욕이 제일이라 했다. 국가간의 전쟁도 개인 간의 쟁투도 따지고 보면 따듯한 피를 얻기 위한 원초적인 생존게임이라 하지 않을 수 없다.

5. 온열(왕뜸)요법의 온실효과

따뜻한 기운은 봄기운인 것이다. 봄기운은 생명력 그자체이다. 삼라만상에 동시에 찾아오는 것이다. 양지에도 음지에도 높은 산에도 깊은 골짜기에도 들판에도 구릉에도 봄기운은 함께 오는 것이다. 봄이 오면 삼라만상이 소생하는 것이다. 왕뜸을 하여 쑥 기운과 온열작용으로 면역력이 높아지면 전신의 만병이 차례차례 개선되는 것 또한 온 누리에 봄기운이 가득하여 이곳저곳에 봄꽃들이 다투어 만발하듯이 인체도 회춘하여 잘못된 병변이 하나하나 개선되어 젊어지고 예뻐지는 것과 같다. 그래서 왕뜸의 효능을 만병통치라 말 할 수 있는 것이다.

우리가 비닐하우스 안에서 겨울에도 각종 채소며 화초가 자라 꽃을 피우고 있는 것을 볼 수 있다. 하우스 밖에는 영하의 날씨에 모든 게 꽁꽁 얼어 붙어있지만 안에서는 싱싱한 식물들이 봄을 노래하고 있는 것이다. 그래서 왕뜸으로 온열요법을 실행하면 인체는 온실효과를 느껴 회춘하여 질병의 질곡에서 헤어나 장수하게 된다고 생각한다.

명현반응은 장부나 조직에 이상을 각종 신호로 알리는 현상인데 질병의 발생을 알리는 신호임과 동시에 치료를 위하여 필요한 물질의 파동을 자연계로 내 보내 그 물질을 얻고자 하는 작업인 것이다. 상처가 치유될 때 쓰리고 아린 신호를 보내게 되는 것을 볼 수 있는데 뿌리는 뜸을 하면 충분한 미네랄이 보충되면서 쓰리고 아린 증세가 멈추게 되는 이치와 같다.

오장육부의 병변은 통증 열감 저림 등으로 생명 중추에 보고하게 되는데 생명 중추는 보고된 정보를 근거로 치유대책을 세운다. 한방 이론인 경락의 유주를 살펴보면 모든 장부의 경락 유주는 반드시 머릿속으로 정보를 보고하는 것을 알 수 있다. 인체는 생명 중추의 명령 없이는 아무 일도 할 수 없는 것이다. 치유를 위하여 각종 물질이 필요하게 되고 적절한 신호를 발하게 되는 것도 생명 중추의 명령에 의한 것이다. 인체내부에 있는 에너지로는 치유가 불가능하다는 것을 느껴 자연계로 파동을 보내 필요한 물질(에너지)을 구득하는 작업 또한 치유반응인 것이다.

6. 몸으로 찾는 영약

음식으로 못 고치는 병은 약으로도 못 고치며, 약으로 못 고치는 병은 의사도 못 고친다.... 히포크라테스

슈퍼에서 첫눈에 먼저 들어온 과일이 약이요 손에 잡힌 채소가 약이며 내 손으로 카트에 담은 식재료가 나를 위해 절실히 필요한 영양소라는 사실을 알게 된다. 먹고 싶은 음식이 생각나는 것 또한 치유반응인 것이다. 부인이나 딸이 슈퍼에서 사온 식재료는 부인이나 딸을 위한 약제이지 나를 위한 약제는 내가 손수 내 눈과 내손으로 구하라는 것이다. 몸이 시키는 대로 따르라는 것이 필자의 지론이다.

7. 몸의 신호를 유심히 살펴라

어디에 이상이 있으면 장이나 부가 관리하는 경락상이나 경혈점에 압통 경결 융기 함몰 변색 등으로 신호를 보낸다. 오관에도 관계있는 장부의 허실이 신호로 나타나며, 귀에도 각 장이나 부의 상태를 개선 해 달라는 신호로, 각각의 색상의 안색으로 오장의 상태를 표시해 신호를 보낸다. 특히 눈에는 오장의 상태가 그대로 반영되며, 혀에는

장부의 허실이 그대로 반영되어 있어 혀의 상태를 보고 진단과 치료에 활용한다. 우리는 이런 명현현상과 장수반응이 병변을 진단하고 치료하는데 매우 중요 하다는 것을 알 수 있다. 명현반응 없는 만성질병 치유는 기대 할 수 없는 것이다.

이렇게 오장육부는 필요한 각종 에너지를 확보하여 자연치유를 하게 되는데 치유 할 때는 새로운 통증이 난타난다. 질병이 심화 될 때의 통증은 찌르는 듯 기분이 나쁘게 마련이지만 치유되는 통증은 둔탁하면서도 기분이 나쁘지 않다는 것이다. 다시 나타난 통증을 음미하면서 희망을 키워 나가야 한다.

천연물 치료나 왕뜸 치료의 치유반응이 심한경우는 현대의학의 약물이 전혀 효과를 발휘하지 못하는 경우를 많이 볼 수 있어 자연치유의 위대함을 목도하며 경건해 지기도 한다. 치유반응을 믿지 못하고 병원을 찾아 진단과 치료를 해 보나 진단이 나오지 않고 각종 진통 진정제를 처방 해 보나 아무런 효험을 보지 못하게 된다. 그래서 강력한 명현현상이 나타나는 배달왕뜸요법이 최선의 치료법이 아닌가 한다.

8. 삼세번의 지혜

자연치유는 한 번에 고치는 것이 아니고 3번에 나누어 고치는 것을 볼 수 있고 첫 번의 통증이 100이라하면 2번째는 50, 세 번째는 기분 나쁜 정도로 지나간다. 선조들의 삼세번의 지혜를 깊이 음미 해 볼 만한 대목이다. 3일 안팎 기분이 떨어지고 몸이 무겁고 하루는 날아갈 듯 기분이 상쾌하며 몸이 가벼워진다. 쑥 기운이 혈관을 청소 할 때는 그날 분해한 노폐물을 그날 버리지 않고 인체가 힘들어 할 때까지 작업을 하다 인체가 힘들어지면 작업을 중단하고 배출만 하는 듯하다. 이때는 날아갈 듯 기분이 상쾌하고 소변의 양이 늘고 대변이 끈적끈적 해진다. 이렇게 하여 혈액이나 혈관 그리고 세포나 조직을 대청소 해 내는 것이 자연치유요 왕뜸의 효능이다.

9. 변화에 필요한 3-7 치료법

변화에 필요한 "삼세번"의 생체 시계(세포의 수분교환)

우리 몸의 3분지 2를 차지하고 있는 물은 우리 몸을 지탱하고 있는 말 그대로 최고의 영양분이라 할 수 있다. 이렇게 귀한 물도 만성질병 상태에 놓이면 인체의 체액은 산성화 되어있고 각종 독소에 오염 되어있게 마련이다. 그래서 새로운 맑은 물로 갈아 주어야 할 필요가 있는 것이다.

침뜸 치료를 받든지 한약을 처방 받은지 3일이 되면 생체가 적응하며 변화를 시작한다. 이는 하나 둘 셋 삼세번 같은 자극에 노출되면 그 자극에 반응하게 되기 때문이다. 일곱 번 치료하는 일주일이면 몸의 변화가 한번 나타난다. 경락을 타고 전신을 일순하며 전신적인 변화가 나타난다, 변화가 세 번 일순하는 3주가 한 치유 기간이 되며 세포내 수분의 교환도 3주가 지나면 한 번 이루어진다. 수천 년 전부터 아이가 태어나면 외부인의 출입을 금지한 금줄을 대문에 걸어놓았다. 왼 새끼로 꼰 줄에 고추, 숯덩이, 솔가지등을 걸어놔 3주 동안 한 눈에 보일 수 있게 하여 새로 태어난 아기를 보호하였던 지혜가 빛나지 않는가?

21일이 지나야 세포의 수분이 한 번 교환된다는 것이다. 그 과정에서 각종 명현반응이 일어난다. 작용에 대한 순작용으로 변화가 있게 되기 위해서는 혈관을 확장해야하고 노폐물을 분해배설 하기 위해서는 각종 호르몬이나 효소 비타민이나 미네랄 그리고 적정체온이 필요하게 된다. 이런 복잡한 상황을 타개하기 위해 각종 신호로 호소하게 된다. 그것이 명현반응이요 치유 반응인 것이다. 만성질병의 이환년도가 길면 21일로 부족하여 병증에 따라 21일을 몇 차례 더 추가 시술해야 세포내 수분이 완전 교환된다.

삼세번의 원칙에 의해 21일을 3회 즉 63일이 되면 수분이 3번 교환이 일어난다. 이것으로 완전한 체질개선이 되는 것으로 우리 몸을 구성하고 있는 약 60조에서 100조 세포가 최소한 한 번은 새로운 세포로 교환 된 것을 의미한다. 새로운 세포는 체질을 새롭게 개선한 결과를 갖게 된다. 이런 치유과정에는 각종 치유반응이 있게 마련인데 그동안 좋아하던 음식이 싫어지고 새로운 음식이 맛있어 진다는 것이다.

사람은 만성질병이 몸속에 자리 잡고 있으면 자기의 수명을 채울 수 없다는 것을 느껴 생명의 시간을 단축하려고 노력한다. 생명의 시간을 단축하기위해선 나한테 해로운 음식을 맛있게 먹는 방법이 최선이다. 그래서 질병이 있으면 몸에 안 좋다는 음식만 골라 먹게 되는 것이다. 그러나 3-7일 왕뜸 시술을 하는 사이에 혈액이 맑아지고 기력이 보충되면 그동안 생명의 시간을 단축하는 프로그램 진행이 잘

못 되었다는 것을 인식하게 된다. 그래서 프로그램을 생명의 시간을 연장하는 쪽으로 바꾸게 되어 그동안 즐겨먹던 음식은 모두 싫어지고 새로운 음식이 먹고 싶어지는 것이다. 이 음식은 나에게 이로운 음식인 것으로 이것이 치유반응인 것이다.

10. 스트레스를 극복하자

만성질병을 치료하는데 특히 유의해야 할 점은 스트레스를 과도하게 받아 치유의 효력을 반감시켜서는 안 된다는 것이다. 가족은 사랑으로 환자가 치유의 길에 충실 할 수 있도록 도와주는 것이 무엇보다 중요하다 하겠다. 가족 간의 사랑이 최고의 영약인 것이다. 계속되는 스트레스는 교감신경을 긴장하게 하고 결국 과 항진하게 만들어 혈관을 축소시켜 혈행을 느리게 한다.

신진대사를 느리게 할 뿐 아니라 면역세포인 과립구를 다량 생성한다. 생존기간이 2-3일에 불과한 과립구가 죽으면서 핵이 파괴 될 때 발생한 활성산소로 점막이나 혈구에 피해를 입히게 되어 각종 염증에 시달리게 된다. 그래서 스트레스를 제거하지 않으면 질병은 치유될 수 없다는 결론에 도달한다. 약물을 사용하여 증상을 개선시키지만 약물의 부작용으로 인해 스트레스를 또 다시 받게 되어 질병의 원인인 스트레스가 그대로 남아있는 한 질병의 근본인 뿌리를 제거할 수는 없다. 또 현대의학적인 약품은 그 성분이 강해 자체가 스트레스로 작용하게 된다. 왕뜸으로 체온을 올리면 소화력이 향상되고 부교감신경활성을 위한 프로스타글란딘, 아세칠콜린, 세레토닌 등의 호르몬이 분비되어 열이 나고 저리고 졸리고 통증을 일으키는 치유 반응으로 자연치유의 길로 들어서게 된다. 스트레스로 인해 치유에 손해를 보아서는 안 되겠다.

11. 결실의 시간 100일

우리는 옛 부터 100일 정성 이라 하여 100일 동안 자기의 소원을 애절하게 기도하는 어머님의 모습을 기억 할 수 있다. 그리고 그 기도는 하늘을 움직여 소원 성취한 예를 종종 보게 된다. 그래서 정신일도 하사불성이요 진인사 대천명이라 하여 최선을 다해 고대하는 바를 이루고자 하였다. 필자의 왕뜸 치료에서도 오래된 만성질병이라면 "100일을 수행 하세요"라고 장기치료를 권한다. 100이라는 숫자는 결실의 숫자이다. 씨앗을 땅에 심어 싹이 나오고 자라서 꽃피고 열매 맺어 그 열매를 수확 할 수 있게 되기까지 약 100일이 걸린다는 것으로 100일은 결실의 시간을 의미 한다.

때문에 만성질병을 치료하기 위해서는 100회의 치료를 정성을 다해야 하는 것이다. 우리 몸을 구성하고 있는 100조의 세포 중 하루에 1조 개의 세포가 사멸하고 재생한다고 한다. 사망 수용체인 CD-95와 항 사멸효소 BCL-2가 사멸과 복구에 관여한다고 한다. 100일은 되어야 새로운 세포로 모두 복구 할 수 있기 때문에 꾸준한 치료를 요하는 것이다.

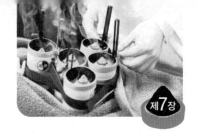

임상으로 입증된
왕뜸의 여러가지 효능

1. 뜸에 함유된 성분의 효능

*푸라보노이드(Flavonoid) 등의 효능

a. 포도상 구균 대장균 디프테리아균등의 활성저하 유도

b. 상처나 오염된 조직이나 세포막의 재생 및 대사활성

c. 비염 아토피 천식 유행성 결막염 등 항 알러지 작용

d. 인터페론 생성의 촉진으로 면역력 향상

e. 생체 내 에너지 생산에 유익한 효소반응의 증진

F. 유해산소에 의한 과산화 반응의 억제

g. 통증 등 염증을 일으키는 물질의 항 염증작용

h. 혈관 강화작용 혈관벽의 경화방지로 심장병 예방

I. 조혈및 정혈 혈행 개선 작용

j. 암세포만 선택적으로 사멸시키며 암세포가 신생혈관 만드는 것
  을 억제

k. 항암제 부작용 경감, 활성산소를 중화시키며 각종독소를 해독하므로 항암제, 방사선 치료 등 항암부작용 경감

l. 상처받거나 오염 훼손된 유전자의 원상회복

m. 항 간염 등 항 바이러스 작용

n. 위벽 세포의 보호로 항 위염, 항 위궤양

o. 혈당 안정

p. 안 망막세포의 보호 및 재생

q. 사구체의 기능 향상으로 크리아티닌 수치 개선

r. sesamin : 항종양, 항염, 혈압, 혈당, 간기능 활성, 고지혈증 개선

s. 치네올 : 미토콘드리아활성 체온유지 냉증해소 및 소화효소활성

t. 엽록소 : 말초혈관확장 혈행 촉진 생리통치료

이상은 각종 학술논문에서 쑥의 함유된 "프라보노이드"등의 효능에 대해 발췌하여 살펴 본 것이다. 이렇게 쑥에는 불가사의 할 정도로 사람에게 유효한 성분들이 함유되어 있는 것이다. 그래서 뜸은 만병통치라 할 수 있는지도 모른다.

2. "속을 비워 두는 것이 병을 치료하는 것"(히포크라테스)

우리는 공해 속에 살고 있으므로 각종 공해의 폐해를 직 간접적으로 받게 마련이다. 석유화학제품의 유해물질이나 유해 전자파 그리고 인스턴트식품 등 패스트푸드에는 식품첨가물을 사용하지 않을 수

없어 인체는 화공약품의 공해를 그대로 뒤집어쓰게 마련이다. 호르몬이나 효소의 생성차질로 여러 가지 생리에 이상이 나타난다. 다시 말해 조직이나 세포가 청소를 요구하는 신호가 여기 저기 나타나는 것이다. 그래서 약이 듣지 않는 경우 단식으로 잉여영양이나 생활환경 독소들을 분해 배설 하여야 호르몬이나 효소의 생성이 정상화되며 대사가 원활해져 정상체온을 유지 할 수 있다. 당뇨나 고혈압으로 약을 복용하는데도 전혀 정상 수치를 유지 할 수 없는 경우가 있다. 이때는 과일만 3일을 먹는 방법으로 단식을 하면 차단된 영양으로 인해 인체의 생명 중추는 비상이 걸리게 되고 독소에 오염되고 병들거나 상처 입은 세포나 조직을 퇴출하게 된다. 체중이 줄고 혈압이나 혈당이 약의 효력을 받게 된다. 인체는 가끔은 강력한 충격요법이 필요 할 때가 있는 것이다.

3일 동안 과일만 먹는 단식으로 세포나 조직 내의 노폐물을 배출 시키고 독소를 내 보내 세포를 청소 하면 시원찮은 세포들을 모두 퇴출하게 되고 정상세포만 남게 된다. 젊어지는 것이다. 따라서 기혈순환이 원활해지고 대사가 좋아져 왕성한 생명활동을 하게 된다. 다시 말해 미토콘드리아에서 기를 생산하는 발전력이 활성하게 되어 활력이 넘치며 신진대사가 왕성하여 생리가 활성하게 된다. 그래서 약이 듣지 않는 만성질병으로 오래 고생한 사람들도 약의 효력을 받게 되는 것이다.

만성질병으로 오랫동안 고생한 사람은 반드시 먼저 단식으로 몸속을 대청소 하여야 한다는 것이 필자의 지론이다. 과일식 이외엔 금식을 하여 천연 비타민 C 등 비타민류와 미네랄을 충분히 섭취하여 독소를 제거하면 미토콘드리아의 자살명령으로 시원찮은 병든 세포는 모두 자살하게 된다. 노폐물이나 지방이 분해 배출되어 체중이 줄고 세포가 비워져 신진대사가 활성화되어 약이 효력을 갖게 된다. 물론 당뇨약이나 인슐린의 양을 줄일 수 있는 것이다. 단식기간에 왕뜸을 4초 조절법에 의해 시술하면 체온이 상승하여 대사가 활발해지고 면역력이 높아져 활력이 생기고 체내 독소가 제거되어 단식의 효과를 배가 시킬 수 있어 단식을 수월하게 마칠 수 있다.

과일단식이 끝나면 현미밥을 서서히 양을 늘려가며 식사를 한다. 채소를 여러 가지 곁들여서 드는 게 좋다. 현미밥이나 나물반찬은 거친 음식이라 위에서 오랜 시간동안 소화를 해야 되는 관계로 소화기로 혈액이 몰려와 자연히 체온이 올라가고 더불어 부교감신경이 항진돼 림프구가 활성 되어 면역기능이 향상 되는 것이다.

3. 양질의 비타민이나 미네랄 보충이 중요

미토콘드리아는 그 세포의 기능에 따라 많게는 수천 개, 적개는 수백 개씩을 세포 안에 가지고 있다. 적혈구에 의해 공급된 산소로 영양을 태워 발전을 일으키게 되는데 이때 윤활류가 필요하게 된다. 비타민, 무기질 그리고 호르몬이나 효소가 윤활류 역할을 하게 된다. 그런데 구강으로 각종 화공약품 종류의 약들이 들어오면 그 약에 포함된 독소를 해독하고자 세포에서 소화기 쪽으로 비타민, 미네랄, 특히 효소 CO-Q10이 빠져 나가게 돼 미토콘드리아는 생명활동인 발전을 중단하게 된다. 그래서 이 약 저 약을 많이 복용하게 되면 무기력증을 느끼게 된다. 이는 영양이 부족하니 보충해 달라는 명현반응인 것이다. 항암치료 중이거나 고혈압약이나 당뇨약, 신장약, 심장약, 신경안정제 등을 복용하는 경우 더 많은 비타민과 미네랄이 필요하게 되는 이유다. 요즘의 지질로는 농산물을 50년 전의 4분의 1도 생산하지 못한다는 연구 보고가 있었다. 50년 전의 채소 1킬로그램에서 얻을 수 있는 비타민과 미네랄의 양을 요즘은 4키로 그램을 먹어야 취 할 수 있다는 보고다. 대단한 실망을 느낀다.

4. 왕뜸과 등산

산에는 우리 인간의 생명활동에 꼭 필요한 음의 기운이 충만하게 있다. 바위며 돌이며 흙이며 계곡에 졸졸대는 물소리며 새소리 바람소리 아름이 넘는 나무와 나뭇잎 등에서 내 보내는 풍부한 산소와 풀러스 알파는 꺼져가는 생명을 다시 살려내는 영약의 보고와도 같다. 필자는 왕뜸으로 질병이 어느 정도 치유되면 운동 특히 등산으로 건강을 유지 증진 시키라고 환자들에게 권한다. 실제로 대장암에서 폐로 전이된 80대 초반의 할머니는 수술 항암치료 방사선치료로 삶과 죽음의 중간지대에 놓이게 되었었다. 왕뜸 진료로 통증이 완화되고 기력을 어느 정도 회복하고 식사도 조금씩 할 수 있게 되어 밤에는 잠도 잘 수 있게 되었다. 산행의 탁월한 효능이다.

산에 있는 큰 바위는 자석이다. 흙, 나무, 물소리, 새소리 등에서 발생하는 음의 기운(자기장)은 생명의 기본 기운이다. 그래서 산에 오르면 인체의 생체리듬이 조정되어 스트레스가 물러간다. 마음과 몸이 안정을 되찾고 최고의 생리작용으로 건강이 회복되는 것이다. 선조들은 땅기운을 받아야한다고 하였다. 우리의 주거 공간은 콘크리트로 포장되어있고 각종 전자파, 석유화학제품의 유해파, 식품의 보관이나 맛을 내기위한 첨가물, 농약 등 화공약품의 폐해에서 벗어 날수 없다. 등산은 땅과 바위를 밟고 물소리 새소리를 들으며 나무에서 내뿜는 산소를 마시며 걸으면 자연히 정서가 안정되고 심폐기능이 정상화 되고 체온이 올라 땀으로 각종 독소나 노폐물이 배출되어 인체(항암치료 한 암환자)는 대청소를 하게 된다. 생리가 활성 되며 면역력이 향상된다. 그러면 환자로서의 조급함이 느긋함으로 바뀌고 정신적인 안정을 찾아 매사에 여유를 갖고 대처하게 된다. 인내심이 생겨 양보의 미덕을 발휘하게 된다. 산행을 하다보면 오르막길과 내리막길이 있어 그동안 사용하지 않던 근육을 무리하게 쓰게 되어 피로물질인 젖산이 급속도로 증가하여 노폐물인 젖산을 빨리 치워 달라는 신호를 보낸다. 에너지를 다 소비해 신속히 에너지를 보충해 달라는 신호인 근육통이 나타나게 된다. 엄지 검지가 겹쳐 발이 펴지질 않고 종아리며 허벅지 다리 양 측면 발목 발바닥 사타구니 허리 등에 극심한 통증으로 고생하게 된다. 실제로 산행 중 일행이 근육통을 호소하는 경우를 접하게 되는데 필자가 개발한 막시원을 뿌려 주었더니 신통하게도 아무 일 없었던 듯 산행을 계속 할 수 있었다. 산이 좋아 산에 오르다보면 나도 모르게 건강이 좋아져 있는 것을 알게 된다.

5. 농악의 상모놀이

농악의 상모놀이는 목 어깨 허리의 경결을 풀어주는 민족 고유의 운동법이다. 우리나라는 농경사회였다. 봄이 되어 날이 새 논밭에 엎드려 일을 시작하면 해 저물 때까지 식사를 위한 시간이 아니고는 허리를 펼 수 없었다. 이렇게 종일토록 매일 일을 하다보면 목, 어깨며 허리가 굳게 되고 영양도 부실해 혈액 순환이 안 돼 통증이 있게 마련이다. 일본에서 도수체조가 들어오기까진 우린 체조법이 없었다. 그러나 우리에겐 농악놀이라는 고유의 운동법이 있어 건강을 회복 할 수 있었다.

7월이 되면 밭작물은 수확을 얼마 남기지 않아 무성하게 자라있어 그 그늘이 짙어 잡풀이 자랄 수 없게 된다. 논에 심은 벼는 2-3번 잡풀을 뽑아준 후로 벼의 키가 훌쩍 커있어 그늘이 져 잡풀이 자랄 수 없게 되어 농민들이 잠깐 한가해 진다. 그래서 "호미씨세" 농악놀이를 하게 된다. 호미가 필요 없어 졌으니 호미를 씻어 걸어 둔다는 의미다. 날짜를 정해 아랫마을, 윗마을을 초청하여 한마당을 놀게 된다. 집집마다 술을 담아 한 동이씩 이고 오고 돼지도 한 마리 잡아 안주 삼고 아낙네들은 부침이 등 안주를 장만하여 손님과 함께 온 동네가 하루를 즐기는 것이다. 이때 농악놀이의 상모돌리기 꽹과리 징 북 피리 통소 제금 등을 연습하게 된다. 이때는 초청한 마을보다 더 못하면 창피하니까, 또 초청자 보단 더 잘해야 되니까 열심히 연습들을 한다. 이렇게 연습하는 사이 굳었던 목이 풀리고 허리가 편해지는 것이다. 얼마나 훌륭한 지혜인가.

하루 종일 막걸리로 얼큰한 상태에서 농악놀이로 한마당을 교대로 돌고나면 뭉쳤던 근육이 모두 풀리고 불편함이 해소된다. 이때 농악 상모돌리기를 자세히 관찰 해 보면 대단한 지혜가 숨어있다.

　우선 뒤에서 앞으로 돌리기를 한참 한 후 앞에서 뒤로 돌리기를 하고 꺼떡꺼떡 앞뒤로 목운동을 하지 않는가! 어떤 땐 세 동작을 섞어가면서. 이렇게 세 동작으로 목에서 어깨 등, 허리 까지 관리하는 승모근을 풀어 주고 있는 것이다. 동작에 따라 승모근의 표면에서 깊은 곳까지 풀어주게 되며 머리로 혈액을 공급하는 경동맥까지도 운동을 시켜 풀어주어 상경추를 교정해 주고 있는 것이다.

　이처럼 운동법이 없을 때 이 놀이에 참여한 부녀자들도 운동을 하게 된다. 작은 북을 쥐어주고 북채를 들려준다. 원을 그리며 두레패를 따라 농악에 맞추어 목을 치켜 돌리며 농사일로 굳은 목을 풀어 주는 걸 볼 수 있다. 이렇게 농악놀이는 농사일로 지친 농민들의 사기를 높이며 건강을 재충전하는 지혜의 유산이며 고유한 운동법이라고 생각 된다. 또 농악에 맞추어 추는 춤사위는 매우 느린 동작으로 부교감신경을 활성하여 면역력을 높이는 동작이라는 걸 알게 된다.

　그래서 운동이 부족한 현대인들 특히 경추 디스크, 오십견 견비통 척배통 요통 등은 농악놀이의 상모돌리기를 권한다. 상모를 쓰고 돌리고 있다는 가정을 하여 앞에서 뒤로 100번 돌리고, 뒤에서 앞으로 100번 ,꺼떡꺼떡 앞뒤로 100번 돌릴 것을 권한다. 승모근이 운동을 하여 목은 물론이고 어깨, 등, 허리가 편해지고 경동맥의 경화가 풀려 뇌 속으로 혈액공급이 원활해지며 상경추가 편안해 진다.

6. 뜸은 노인병에 더 효과적이다

노인이 되면 젊은 시절보다 근력이 떨어진다. 인체 내부의 신진대사가 느려져서 노폐물이 체외 배출에 지장을 받게 되어 체온이 떨어지고 수족이 냉해진다. 이는 생명의 기본인 미토콘드리아의 활성이 저하되어 숨을 쉬고 발전을 일으키는 작업을 게을리 하기 때문에 기(ATP)를 제대로 생산하지 못하기 때문이다. 그 때 4초 조절법으로 뜸을 하여 체온을 높이면 부교감신경이 활성하면서 면역력이 높아진다. 특히 선천면역물질인 NK세포, 흉선 외분화 T세포, B세포가 활성된다. 3-6개월에는 간경화나 암 그리고 각종 간염 등 바이러스 감염 질환이 정상 수치를 유지하게 되며 6-12개월에 암세포가 무너지는 경우를 보게 된 케이스들도 있었다. 이런 면역세포는 활성에 상당한 시간이 필요한데 활성 되기만 하면 3주내에 모든 병변을 개선시키는 놀라운 선천 면역의 힘을 보게 된다.

실제로 임상에서 노인 분들이 6개월에서 일 년 이상 치료를 받다 보면 빠진 속 알 머리가 다시 나오게 되고, 3-5센치 줄었던 신장이 2-3센치 커져있는 것을 볼 수 있게 되며, 요통이나 관절염이 개선된 것을 보게 된다. 다리의 체모가 부서져 안 보이다가 다시 자라 올라온 것을 보게 된 것으로 호르몬의 균형이 잡힌 것을 알게 되며, 기력이 넘치는 젊은 시절의 활력을 갖게 된 것을 알게 된다. 이땐 전신의 미토콘드리아의 활성으로 기미 주근깨 잔주름 등이 개선되어 회춘한 것을 느끼게 된다.

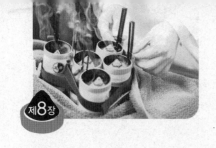

제8장

화공약품의 폐해

1. 약품의 폐해

*고혈압

고혈압에는 혈압강하제를 투여하게 된다. 고혈압의 원인을 살펴보면 농약이나 화공약품의 독소, 전자파, 생활의 일부가 되어버린 화학제품의 환경 호르몬 그리고 인스턴트 식품에 첨가되는 방부제 등과 구강호흡과 냉 체질의 생활이 대부분을 차지한다. 그로인해 혈관이 좁아지고 대사가 느려지고 혈액이 탁해진다. 혈관이 탁한 피의 정화를 위해 노폐물을 혈관 내벽에 흡수 침착시켜 혈관은 더욱 좁아지고 혈행은 더 느려진다. 교감신경이 긴장하게 되어 자연히 혈압이 상승하게 된다. 혈압 강하제를 투여하지만 전신의 건강을 유지할 수 있는 적정 혈액공급이 부족 하게 되는 것이다. 어떤 혈압강하제는 이뇨 효과가 있어 혈중의 수분이 다량으로 배출돼 혈액의 농도의 점도가 높아지게 된다. 전신의 모세혈관에 부담을 주게 되어 오히려 혈압을 높이는 역할을 하게 된다.

＊당뇨병

　경구용 당뇨약은 인슐린 분비를 억제하는 작용을 한다. 지칠대로 지친 췌장으로 하여금 인슐린의 분비를 강요하여 결국에는 그 기능을 약화시킨다. 췌장의 베타세포를 담당하는 소장내의 미생물이 퇴조하여 인슐린생산에 필요한 효소를 베타세포에 공급하는데 차질이 생긴 게 당뇨병의 원인이다. 이는 화공약품이 소화기 계통인 위장 소장의 기능을 저하시켜 소장총의 미생물 균형을 깨게 되어 유익균이 유해균보다 위축되었기 때문이다. 약효는 고작 1-2주 정도인데 그것을 수 십 년씩 투여하는 것은 문제가 있다 하겠다.

＊신기능저하

　이뇨작용은 부교감신경의 지배를 받는데 화공약품의 이뇨제는 교감신경을 자극하여 긴장하게 만들고 혈관 등을 좁아들게 만들어 결국 투석에 이르게 한다.

　이뇨제는 탈수를 불러오고 혈액의 점성을 높여 혈류장애를 일으키고 자연히 빈맥이 되어 교감신경을 자극 긴장 시킨다. 과립구가 증가하여 사구체를 파괴하고 신부전 상태가 되어 투석을 하게 되는 것이다. 왕뜸은 투석이다. 다시 말해 혈액을 정화하기 때문에 투석인 것이다. 특유의 병증인 갑자기 여기저기 일어나는 쥐, 갑자기 올라가거나 지나치게 떨어지는 혈압 등의 증세가 개선되면서 크리아티닌 수치도 변화가 시작하는 것으로 왕뜸은 투석이라고 믿고 있다.

*에이즈

항생제는 바이러스에 감염된 세포의 세포막을 통과 할 수 없어 효능이 미치지 못할 뿐 아니라 소화기의 온도가 냉해져 소화기능을 떨어트려 설사를 유발하는 폐단이 발생한다. HIV는 사람에 감염되면 먼저 헬퍼 T세포의 유전자에 자신의 유전자를 편입시켜 본래 헬퍼 T세포가 갖는 기능인 적을 식별하여 공격명령을 내리는 것을 방해 하게 된다. 헬퍼 T세포는 외적이 침입하면 공격 면역세포에게 이를 알리는 역할을 하게 되어있는데 HIV가 유전자를 유린해 전혀 그 기능을 수행 할 수 없게 돼 우리는 후천성면역결핍증이라 부르게 된다. 하지만 왕뜸 4초 조절법을 시술하면 체온이 37이상 올라가 헬퍼 T세포가 HIV에 침범 당했다는 표시를 하게 된다. 체온이 높아지면 우리 몸의 모든 생리가 활성하게 되고 각종효소의 효능이 높아져 대사가 활발해진다. 또 이렇게 체온이 높아지면 에이즈 바이러스는 생명의 위기를 느끼게 되고 생명체의 의무를 지키는 후손을 남기기 위해 HIV도 활발하게 자기유전자 복제를 하게 된다. 미토콘드리아가 발전을 왕성히 하면 그 결과 세포외벽에 노폐물인 단백질을 쌓아 놓게 되어 면역세포에게 외적의 침입이 알려지게 된다.

외적이란 표시만 있으면 면역세포들은 적을 섬멸할 수 있는 수량으로 늘려 이를 공격하게 되는데 늦어도 3주나 3주의 몇 배수에 완벽하게 섬멸 할 수 있게 된다. 암 또한 마찬가지 이다. 이렇게 왕뜸의 4초 조절법으로 에이즈나 간염, 암을 퇴치하는 이치가 성립되는 것이다.

*활성산소의 폐해

활성산소(과산화수소)는 세포막의 단백질을 파괴하고 세포내로 침입하여 DNA를 공격하여 상처를 입히고 복원되지 못하게 하여 돌연변이세포가 태어난다고 알려져 있다. 암세포의 생성과 관계가 있다고 보여 진다. 활성산소는 지질과 잘 결합하는데 특히 과잉의 LDL과 결합하여 LDL을 산화시켜 그 양을 늘린다. 뇌 세포를 공격하여 치매를 일으킨다. 또 혈관을 공격하여 동맥경화를 일으킨다. 연골이나 인대의 기본물질인 콜라겐을 손상시켜 요통이나 관절염의 원인을 제공한다. 이런 일련의 잘못된 상황에서 회복 하고자 열이 오르고 통증이라는 치유반응이 나타나는 것이다. LDL이 활성산소와 결합하여 국소적으로 PH가 산성으로 기울면 약알칼리로 유지하려는 치유반응인 통증이 발생한다. 왕뜸의 강알칼리성 미네랄은 활성산소를 간단히 중화해 내는 것이다. LDL의 적정수치를 유지 한다는 게 중요한 것이며 필자가 왕뜸으로 콜레스테롤 수치가 안정된다고 주장 할 수 있는 이유이다. 활성산소는 과립구 림프구 특히 NK 세포의 살상능력을 약화시켜 면역력을 저하시키는 원인을 제공하기도 한다.

*심장질환도 만성염증이다.

런델박사에 의하면 심장질환인 관상동맥질환도 만성염증에 의한 것이 대부분이라는 견해다. 필자도 이에 전적으로 동의한다. 물론 콜레스테롤에 의해 혈관 내벽의 산소와 영양공급이 제대로 되지 않아 허약해지게 되고 활성산소에 의해 공격받게 되어 상처를 입게 되면 체내의 각종세균에 감염하게 마련이다. 세균에 감염되면 복구를 위해 붓게 되고 열이 나며 통증을 호소하게 되는 치유반응이 나타나게 된다. 붓게 되면 혈관이 좁아지고 혈행이 적어지면 혈행의 원활을 위해 통증을 호소하게 된다. "궁 즉 통" 이 모두가 명현현상인 것이다

2. 항산화제를 섭취해야

녹황색 채소에 다량으로 들어있는 항산화제로 알려진 파이토 케미칼이 많이 들어있는 식품에 강력한 항산화제인 비타민 A, C, D, E 셀레늄 등이 함유되어있다. 또 쑥뜸이나 쑥 제품에도 푸라보노이드 계열의 성분이 다량 함유되어있어 강한 알칼리 성분으로 높은 항산화제의 효능이 입증되고 있다. 어느 방사선동위원소 연구소의 실험결과 필자의 뿌리는 뜸 시료(Moxiwon-77)는 PH 12를 유지하고 있다는 실험 결과를 통보해 온 바 있다.

과립구는 길어야 2-3일 정도를 사는데 죽을 때 핵이 파괴되면서 활성산소가 발생해 주변세포나 조직을 산화시켜 파괴하게 돼 염증을 일으킨다. 주둔구역인 입에서 항문까지의 점막세포를 공격해 구강염, 식도염, 위궤양, 십이지장궤양, 장염, 치질 등을 유발 하게 된다. 때로는 어깨나 무릎 등으로 몰려가 오십견을 만들고 요통이나 슬 관절염을 일으키는 원인으로 작용하기도 한다. 이때의 고통스런 통증은 원래대로 복구 하고자 하는 치유반응이다. 그런 통증이 없으면 생

명중추에서는 그 부위에 무슨 일이 벌어졌는지 알지 못한다. 생명중추가 정확한 실상을 파악해야만 확실한 치료대책을 세워 실행 복구할 수 있는 것이다.

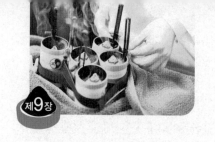

제9장

만성질병과
급성질병의 명현반응

질병의 이환년도가 길면 더욱 심한 명현반응이 나타나게 된다. 그
러나 세균성 질환이나 바이러스성 질환처럼 질병이 시작한지 얼마
안 된 경우에는 명현반응 없이 질병이 치료되는 것을 볼 수 있다. 그
러나 만성간염 등에서 혈액검사를 해 보면 좋아졌다 나빠졌다, 를 반
복하며 치유되는 것에서 보이지 않는 명현반응이 치열하게 진행되고
있다는 것을 알게 된다.

또 만성 소모성 질환인 경우는 반드시 치유반응인 통증이 있게 된
다. 질병이 심화될 때의 통증은 대게 송곳으로 찌르듯이 아프나 질병
에서 벗어나는 통증은 무겁고 둔탁하며 뻐근하게 아프다는 것이다.
잘 생각해 보면 전혀 기분이 나쁘지 않다는 것이다. 이런 치유반응을
기억하여 인내심을 가지고 난치병에서 헤어날 수 있다는 희망을 갖
기 바란다.

1. 당뇨의 명현반응

당뇨병은 비록 췌장에서 출발한 질병이지만 시간이 흐르면서 오장육부로 전이된 전신병이다. 혈액이 탁해진 혈액병이요 경화된 모세혈관에 의해 신경이 압박받는 신경병이다. 탁해진 혈액으로 인해 정서까지 영향을 미치고 있는 전신병이다. 오장육부와 정서를 안정시킬 수 있는 4초 조절법으로 깨어진 균형을 통합 조정 하는 것이 중요하다. 당뇨는 이렇듯 전신병이기 때문에 전신적인 명현반응이 나타나고 있어 그 명현반응의 전변을 먼저 살펴보고자 한다.

처음에는 머리의 반쪽이 3-4일 아프다가 1-2일 기분이 좋아지다가 다시 반대편 머리가 몹시 아프기를 3-4일 진행하다 언제 아팠느냐는 듯 멀쩡해 진다. 이는 뇌혈관의 보수공사가 진행되기 때문으로 이해하면 된다.

다음으로 눈이 아프기 시작하는데 눈알이 빠지는 것 같고 눈 뜨기가 힘들어 병원에 달려가 각종 검사를 해 보지만 아무런 이상을 발견할 수 없게 된다. 눈곱이 심해 자고 일어나 물로 눈을 씻어야 눈을 뜰 수 있게 되기도 한다. 백내장이 말끔히 치료되어 그동안 못 꿰던 바늘귀도 꿸 수 있게 된 경우도 종종 보게 된다. 이런 치유반응은 3-4일 지나면 기분이 좋아지며 감쪽같이 불편증세가 사라진다. 이때 간 부위가 무지근하던 것이 시원해지는 것으로 간과 눈의 관계가 깊다는 것을 알 수 있다.

눈을 치료하고 나서는 코를 고치는 것이 보통순서이다. 코가 막히고 또 콧물이 줄줄 흐르기도 하며 가슴이 답답하고 기침과 가래가 심해지기도 하여 코와 폐의 관계를 알 수 있다. 3-4일 지나면 모든 증세가 개선되는데 기관이나 폐가 시원해지며 목소리도 낭랑하게 나오게 된다.

그 다음에는 귀를 치료하는데 남의 소리는 제대로 들리는데 내 소리는 확성기 소리같이 들리며 높은 산에 올라 있을 때 산울림처럼 들리는 듯하다. 서있어도 자꾸 앞으로 나가는듯하며 중심을 잡기 힘들며 어지럽게 느껴진다. 이 모든 증세도 3-4일이면 소실되며 요통이 개선되고 시큰대던 무릎 증세가 개선되며 소변이 편안해지는 치유반응으로 귀와 신장의 관계가 증명 되는 것이다.

다음으로 혀를 고치게 된다. 혀 끝부분이 좁쌀 같은 발진이 돋게 되고 쓰리고 아리게 된다. 오목가슴이 답답하기도 하며 숨쉬기가 힘들어진다. 왼팔의 내측이 불쾌하고 시계 찬 부위 반대 면이 불편해지며 언덕을 오르기 힘들어진다. 3-5일이면 모든 치유반응의 증세가 해소되면서 혈압이 안정되고 쉽게 언덕을 오를 수 있게 된다. 그래서 혀와 심장의 관계가 증명된다.

또 입술주위가 헐고 혀 가운데 부위가 붉게 되면서 혀 전체가 붓는다. 혀 주변이 거칠어진다. 입맛이 없고 입이 쓰고 배변이 힘들어지게 되는 치유반응이 나타나게 된다. 이는 비장을 고치는 것이라 생각된다. 며칠 지나면서 입맛이 돌아 소화력이 향상되고 배변이 편해지는 것으로 비장과 입술의 관계를 이해하게 된다.

다음은 잇몸이 부으면서 씹을 수 없어 음식을 먹을 수 없는 치유반응으로 고생하게 된다. 그러나 3-4일 고통의 세월이 지나고 나면 전에는 엄두도 못 내던 깍두기 김치 등을 저걱저걱 씹어 먹을 수 있게 된다. 이는 잇몸이 강해져 이를 꽉 잡아주기 때문이다. 소화력과 배변이 좋아지면서 위장과 대장을 고친 것으로 이해 할 수 있게 된다.

이런 과정을 거치면서 췌장에 극심한 통증을 겪는 경우도 자주 나타난다. 통증이 완화되면서 서서히 맥박수가 안정되며 혈당이 개선되기 시작한다. 이로써 혈당의 안정은 무엇보다 췌장의 만성염증을 제거하지 않으면 베타섬에서 인슐린의 생성을 재개 할 수 없다는 사실을 알게 된다. 당뇨병도 바이러스성 만성염증에서 기인한다고 주장하게 되었다. 치유과정의 명현 반응은 오장육부를 전변하면서 나타난다. 다시 말해 오래된 당뇨를 췌장의 질병으로만 보는 것이 얼마나 의미가 없는 것인가를 보여 주는 대목이다. 인체는 한 장기가 고장이 나서 제 기능을 못하게 되면 연관된 장기가 차례로 하나하나 병들게 마련이다. 그래서 필자는 오장육부는 물론 정서까지도 안정시킬 수 있는 방법의 4초 조절법을 활용하여 질병을 치료하는 것이다. 이런 치유반응의 명현현상은 반드시 세 번에 걸쳐 그 정도가 약화되며 치유되어 가는데 앞에서도 설명한대로 두 번째는 절반쯤으로 세 번째는 기분 나쁜 정도로 지나가게 된다. 이로써 질병의 경중에 따라 명현반응의 정도도 달라진다는 것을 알 수 있다.

2. 중풍의 명현반응

풍을 맞게 되면 신경이 마비되어 통증을 잘 인식하지 못하게 된다. 그러나 4초 조절법으로 꾸준히 치료하다보면 치유반응인 통증이 나타나 고통 받게 된다. 화장실 출입을 스스로 하던 환자가 소 대변을 며칠씩 받아내게 되는 치유반응이 나타난다. 이렇게 수일을 고생하다보면 통증이 어느 순간 멎게 된다. 그러면 불편하던 팔이나 다리가 특히 통증을 느끼던 부위가 확실하게 개선되어 있는 것을 볼 수 있다. 그래서 필자는 중풍환자에겐 치료를 하면서 아프단 반응을 보일 때를 기다리는 것이다. 감각신경을 온열 자극하여 마비된 운동신경을 살려내는 작업이기에 강력한 명현반응 없이는 전혀 차도를 기대 할 수 없는 것이다. 그러나 이런 명현반응은 비타민과 미네랄의 부족에서 나타나는 현상을 의미하는 경우가 많다. 그래서 천연의 비타민이나 미네랄의 보충이 필요한 것이다.

3. 간염 등 바이러스 질환의 명현현상

이환년도에 따라 상이하지만 왕뜸 온열치료 첫날에 우측 협륵 부위의 온열을 시원하다 느끼며 피로가 개선되었다는 것 외엔 별다른 명현 반응 없이 치유되는 것을 볼 수 있다. 물론 합병증이 있는 경우엔 뻐근하며 둔탁한 통증을 호소하는 경우도 있긴 하다. 몇 차례 시술하지 않아도 얼굴의 화색이 돌며 검푸른 그림자의 병색이 지워진다. 사타구니 주변의 소양중이 개선되고 왼쪽 다리 바깥쪽 부위의 통증도 완화된다. 오후에도 피로를 모르며 일상에 매달리는 것으로 치유반응을 이해 할 수 있다. 대상포진이나 베체트병 등 바이러스 질환은 치료하여 통증이 개선되면 병증도 소실된다. 온열요법에 의한 체온

상승으로 면역력이 활성되어 치유된 B형간염 바이러스 질환은 대부분 항체가 생겨 재발의 염려도 없다.

그러나 한 달에 한 번씩 혈액검사를 해 보면 총 바이러스 수치가 낮아졌다 높아졌다를 반복하며 AST, ALT수치도 고저의 춤을 추다가 결국에는 안정된다. 보이지 않는 명현반응이 치열하게 진행되고 있는 것을 알게 된다. 그래서 필자는 검사 수치에 연연하지 말고 오직 내가 느끼는 자각 증상이 가장 중요 하다고 강조한다. 대변이 잘 나가고 식욕이 있고 잠을 잘 자며 피로를 모르면 삶의 질이 향상된 것으로 제대로 치유되고 있다는 것을 의심해서는 안 된다.

4. 신부전증의 명현반응

신부전으로 투석을 하게 되면 속이 울렁울렁하며 메스껍게 되며 팔 다리나 몸통에 갑자기 쥐가 나게 된다. 또 갑자기 혈압이 급상승 하였다가 갑자기 떨어지는 등 복잡한 치유반응을 나타내게 된다. 또 이식환자의 경우 면역억제제를 복용하기 때문에 면역부전으로 바이러스 감염인 간염이 생길 수 있다. 췌장의 기능 억제로 인슐린 생산이 중단 돼 인슐린을 투여해야 되는 등 여러 가지 부작용으로 고생하게 되는데 배달왕뜸을 꾸준히 하면 그런 후유증을 극복 할 수 있다. 왕뜸의 체온 상승 작용으로 면역력이 극대화되면 신장이나 간 등을 수술 시 낮은 면역을 억제한 면역억제제는 고체온으로 높아진 면역력을 제어한다는 건 언어도단이다. 이식 장기도 고온에서 활성하는 효소나 호르몬 덕분에 그 기능을 충분히 해 낼 수 있어 자기와 비자기를 구태여 따지지 말고 함께 공생을 허락 받게 된다.

5. 암의 명현반응

암 환자는 거의 현대의학적인 치료법인 수술 항암제치료 방사선치료 등을 하게 된다. 그래서 체온이 정상에서 2-3도 내려간 냉 체질 상태에 놓이게 된다. 이런 냉 체질은 암의 발생과 전이가 아주 용이한 환경에 처하게 되는 것이다.

수술이 완치는 아니다

대부분의 환자들은 수술이 잘되었다면 암이 다 나은 것으로 인식하지만 환자는 수술로 인해 생명력이 저하되어 회복 할 수 있는 항병능력 즉 면역력이 저하되어 있게 된다. 생체에 마취를 가하는 것은 강제로 일정정도 사망에 이르게 하는 것으로 얼마나 많은 스트레스로 작용하겠는가? 또 절개를 하여 장기를 적출하게 되면 복압이나 흉압이 난조를 일으키고 내장의 온기를 냉각시켜 체온을 저하시키어 또다시 강력한 스트레스 상태에 놓이게 된다. 교감신경은 과 항진되고 그 결과 활성산소가 대량으로 발생해 점막세포들이 공격당해 각종 염증이나 궤양이 발생하게 된다. 이런 땐 급선무가 왕뜸으로 체온을 정상으로 회복시키는 길이 회복의 첫 단추인 것이다.

암세포는 약 5밀리쯤 되면 애초에 내세포가 쓰던 혈관으로는 불어

난 세포들을 먹여 살릴 수 없어 매일 분열되는 세포를 할 수 없이 퇴출시킨다. 모두가 림프구에 먹혀 죽게 되지만 생명은 모질어 그 중에서도 어딘가에 명줄을 유지하고 생명을 부지한 세포가 있게 마련이다. 이게 암의 전이이다. 암의 전이는 이때 일어나는 것이며 혈관생성을 할 수 있게 되면 퇴출이 아니라 무한 증식하여 주변 장기를 침해하게 된다. 재발 암인 경우 신체 어디에서 발견 되어도 애초 수술한 원발소의 암이란 것을 생검을 통해 확인 할 수 있다. 수술부위의 암이 전이 된 것을 증명 할 수 있다. 위암을 수술한 경우 3년 후에 간, 폐 골수 림파 등 어디에서 발견된 암이라도 생검을 해 보면 대부분 위암이 전이 된 것을 알 수 있게 된다.

인체의 혹은 먼저 생긴 녀석이 뒤에 생긴 놈의 생사여탈권을 쥐고 있다. 이렇게 명줄을 유지한 전이된 암세포는 원발소에 의해 철저한 통제를 받게 되어 성장하지 못하게 된다. 사마귀를 치료할 때 맨 먼저 생긴 것에 직접 뜸을 하면 나머지는 알아서 자살하여 스스로 소멸되는 것을 보게 된다. 때문에 원발소를 수술하고 나면 전이되어 명줄만 유지하던 암세포에겐 통제가 풀리게 되어 무한 성장의 길을 얻게 된다. 숙주의 생명을 위협할 수 있도록 성장하는 시기를 5년으로 보기 때문에 수술하고 5년을 두고 보자는 것이다.

혈관을 만드는 기술을 터득한 암세포는 퇴출이 없다. 암세포는 5mm쯤 자라면 원래 혈관으로는 더 이상 늘어난 식구를 먹여살릴 수 없게 된다. 그래서 분열되는 암세포를 매일 퇴출시키다보니 너무 억울하여 혈관을 만드는 법칙을 배우게 되고 대 혈관에 새로운혈관을 만들어 이어놓고 혈액공급을 받게 돼 퇴출은 끝나게 되며 옆의 장기를 침해하는 무한성장을 하게 되는 것이다. 그래서 암의 수술은 후환이 없도록 신중에 신중을 기해야 한다.

항암제는 맹독이다.

인체에 맹독이 들어오면 인체는 생존을 위한 강력한 치유반응(명현반응)을 나타낸다. 우선 토하게 하고 설사를 시켜 독을 내보내려 하고 그래도 남아있는 독소는 심장에서 멀리 보내어 저장하게 된다. 머리로 독소가 보내지니까 두통이 심해지고 심하면 머리카락이 빠지고 우울증 건망증에 불면증까지 생기게 마련이다. 손끝 발끝으로 보내진 독소는 손끝 발끝을 아리게 하고 저리고 쑤시게 하여 감각이 없어지게 한다. 심하면 손톱 발톱의 색상을 검붉다 못해 빠지게 만들어 버린다. 입에서 냄새가 나고 피부에서도 이상한 냄새로 역겨워 하게 된다. 이 모든 게 문제를 해결해 달라는 인체의 몸부림인 것이며 바로 치유반응인 것이다.

항암제는 빨리 자라는 세포를 공격한다.

인체에는 빨리 자라는 세포로 상당히 많은 기관이 구성되어 있다. 구강점막세포에서 식도 점막세포 위, 소장, 대장 그리고 항문 점막세포들이다. 또 골수세포인 백혈구 적혈구 혈소판 림프구 등도 빨리 분화 되는 세포다. 생식세포인 정자나 난자 또한 이에 해당된다.

항암제의 독소가 인체에 들어오면 입이 헐고 식도가 쓰리다. 위가 아리며 장이 아프며 항문이 출혈을 보이며 아파 고생하게 된다. 이는 독소에 의한 교감신경의 긴장으로 과립구가 과잉으로 증가하여 2-3

일 살다 죽게 되면서 점막세포를 파괴할 수 있기 때문이다. 더불어 림프구 수치가 급감하여 면역력이 떨어져 각종 감염에 무방비 상태가 되고 적혈구나 혈소판 헤모그로빈 등 혈구세포의 부족으로 빈혈에 시달리게 되고 탈수현상으로 복잡한 명현반응을 경험하게 된다. 또 가임기에 있는 남녀는 생식세포가 침해당해 제대로 분화 될 수 없어 출산에 지장을 받게 된다.

구토와 설사라는 치유반응을 작동시켜놓은 관계로 식욕이 전혀 없을 뿐 아니라 먹으면 토하게 되고 더욱이 구강점막이 헤어져 아리고 쓰려 먹을 수 없게 된다. 소화기 계통의 질병인 경우 수일 동안 안 먹어도 회복 될 수 있지만, 전신적으로 항암제 독의 공격을 당한 현실에선 먹어야 사는 게 동물이다. 먹을 수 없어 체중이 점점 저하되고 눈이 횅해지며 결국엔 피골이 상접하게 되어 눈은 초점을 잃게 되고 기력이 없어 삶과 죽음의 빈 공간에 놓이게 된다. 암이 발생한 냉 체질에 항암제가 냉기를 더해 더욱 찬 몸이 되어 몹시 추위를 타는 모습의 치유반응도 나타난다.

왕뜸으로 독소를 해독하고 체온을 올려 면역력을 높이는 작업이야말로 이런 암 환자에겐 무엇보다 시급한 일이라 생각된다. 실제로 항암치료를 받고 물을 삼켜도 토하는 환자에게 왕뜸을 시술하면 독소가 해독되면서 배가 따뜻해져 부교감신경이 활성하고 음식을 먹을 수 있게 된다. 먹고 나면 식곤증으로 잠을 청할 수 있다. 숙면할 때 평소엔 생성되지 않던 귀중한 호르몬이나 효소가 생성 분비되어 소화력을 높이고 부교감신경을 활성화 시켜 림프구의 생성을 촉진하여 면역력을 높이게 된다. 과 항진된 교감신경을 안정시킬 수 있기 때문이다.

방사선치료로 각종 방사능에 피폭된다. 방사선으로 암세포를 공격하면 암은 줄어든다. 그러나 방사선이 통과돼 피폭당한 세포들은 일반세포까지도 전멸하게 된다. 그래서 인체는 비상사태에 처하게 되고 각종 통증이나 열감 그리고 피폭당한 세포가 화상을 입어 아리고 쓰린 불편감으로 고생하게 된다. 피폭당한 부위에 따라 상이한 치유 반응을 보이지만 공동적으로 피부는 검게 그을러 특유의 냄새가 나게 마련이다. 그을린 피부가 제 색을 찾기까진 3개월에서 6개월을 치료하여야 원래의 활기찬 피부로 돌아온다. 더러는 메슥메슥하여 음식을 먹을 수 없고 설사를 할 수도 있고 피부가 화끈 거리기도 하며 햇빛에 민감해져 자외선을 피하고 모자를 쓰는 것도 한 지혜이다.

갑상선암의 경우 침샘이 공격당해 초토화되어 침이 마르고 목이 헐고 화상의 후유증으로 물을 삼키기 힘들어 목소리도 제대로 나오지 않는다. 파괴된 세포의 기능을 돕기 위해 다량의 가래가 생기기도 한다. 실제로 임상에서 24시간 물병을 달고 살아가던 어느 갑상선암 환자는 필자에게 일주일정도 시술을 받고는 물병 없이도 살 수 있게 되었다.

폐암의 경우 기침이 심하며 가래가 끓고 고열이 지속되고 식은땀이 다량으로 흘러 치유반응이 계속된다. 이는 방사선의 피폭으로 파괴된 조직이 면역력이 저하되어 각종 세균이나 바이러스에 무방비상태가 되어 폐렴 등에 감염되었기 때문이다. 인체는 고열로 세균 등 바이러스를 잡을 수 있다는 것을 알고 고열로 세균이나 바이러스에 대항하는 치유 반응이 나타나는 것이다. 이때 해열제를 맞게 되면 열은 떨어지나 세균이나 바이러스의 퇴치는 요원해 지는 것이다. 임상에서 폐암이 치료효율이 높은데 그 이유는 뜸을 하는 동안 숨을 쉴 때 연기가 폐 속으로 충분히 들어가기 때문에 면역력이 약화된 틈을 타 폐 속에 침입한 바이러스나 박테리아를 효과적으로 퇴치 할 수 있기 때문이라고 보여 진다.

유방암인 경우 항상 임파와 폐에 영향을 미친다. 기침을 심하게 하고 미열이 나며 가래가 있고 치료하는 쪽의 겨드랑에서 팔목까지 부종이 있게 된다. 이는 림프선이 파괴되어 청소가 제대로 안되어 노폐물을 빨리 치워 달라는 치유반응인 것이다. 유두의 색깔도 흑갈색을 띄게 되며 무언가 힘들다는 표시로 응원을 요청하고 있게 된다. 실제로 임상에서 뜸을 하다보면 겨드랑이나 팔의 부종이 개선되는 것을 볼 수 있다. 따뜻한 뜸 기운이 노폐물 청소에 얼마나 효과적인가가 증명된다고 하겠다. 또 흑갈색의 꼭지도 혈색을 보이며 정상의 모습으로 되돌아오는 것을 볼 수 있다.

뇌종양의 경우 방사선이 지나간 세포가 피폭당해 폭사 하게 되어 그 복구 반응으로 두통이 심해지고 우울증 불면증 기억력 저하 등 치유반응에 시달리게 된다. 임상에서 뜸을 하면 두통이 사라지고 명랑해지며 밤에는 숙면하게 되어 각종 호르몬이나 효소의 정상적인 생성으로 불편을 치유하게 된다.

왕뜸은 악액질 강산성의 체액을 중화 시킨다. 암 세포는 강한 산성의 악액질을 내 보내 주변의 체액을 산성으로 만들어 생장에 필요한 저 산소상태의 환경으로 만든다. 약알칼리 이온으로의 변하고자 하는 항상성으로 극심한 통증에 시달리는 치유반응이 나타나게 된다.

악액질은 강산성으로 암세포 주변의 세포나 조직의 체액을 산성화한다. 이를 속히 중화 해달라는 명현반응이 극심한 통증으로 나타난다. 왕뜸의 연기나 그 추출물은 강알칼리성이기 때문에 시술을 하면 악액질의 강산성이 중화되어 통증이 완화 되는 것이다. 뜸 속에 있는 다량의 미네랄이 암 세포로 유입되어 5각수가 6각수로 변해 각종 통증이 해소되는데 일조하게 된다.

말기 암환자의 극심한 통증을 제어하기 위해 마약성 진통제가 투여 되는데 통증은 완화 시킬지 모르나 얼마 안가 마약에 중독되어 초점 잃은 눈동자를 갖게 된다. 결국은 마약성 진통제도 듣지 않는 말기로 치달리고 만다. 그러나 왕뜸의 제독 작용과 중화작용은 이 통증을 완화하고 마약의 폐해를 해독 할 수 있고 식사를 할 수 있어 기력을 회복할 수 있게 된다.

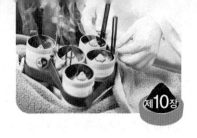

왕뜸이 대안이다

제10장

1. 왕뜸을 하면 식사를 할 수 있다.

필자는 교감신경 채널엔 단중 한 곳을 시술하며 횡격막 이하 소화기 계통인 부교감신경 채널엔 최하 4구에서 5구 6구 7구 등 집중적으로 부교감 신경을 활성하는 작업으로 배를 따뜻하게 해 소화력을 향상 시키고자 시술한다. 우리가 성질이 많이 나면 밥을 마구 먹는 경우를 종종 보게 된다. 이는 과 항진된 교감신경을 위장으로 하여금 음식물을 소화하게 해 소화력을 높여 더 많은 혈액을 불러들여 소화기의 체온을 높이려는 뜻이다. 부교감 신경을 활성하고 교감신경을 둔화시켜 자율신경을 안정시키고자 하는 치유행위요 명현 반응일 뿐이다. 이렇게 복부를 따뜻하게 하는 것은 무엇보다 중요한 일이다. 그래야 식욕이 생기고 소화가 잘 되는 것이다. 체온이 올라가면 말단세포의 미토콘드리아가 활성하여 적혈구가 보내온 산소로 영양을 태워 발전을 일으켜 에너지(기)를 생산하여 기력을 회복 할 수 있게 된다. 계속적인 생명활동을 위해서는 산소와 영양이 쉼 없이 공급되어야 하는데 이때 윤활류 역할을 하는 비타민이나 무기질, 효소인 COQ10 의 공급도 필수이다.

필요한 물질들의 공급을 미토콘드리아는 소장의 담당 미생물에게 요청하게 되어 먹고 싶은 음식이 생기게 된다. 우리의 두뇌 속 어딘가 에는 선조 대대로 먹어본 음식의 정보가 고스란히 유전되고 저장되 어 있다. 인체는 필요할 때 이 정보를 활용하게 되어 먹고 싶은 음식 이 생기게 되고 그 정보에서 필요한 물질을 취하는 것이다. 보지도 못 한 수십 대 이전의 선조들의 경험을 활용하게 된다고 여겨진다. 실제 로 뱃속에서 태아가 자랄 때 갑자기 어떤 음식이 먹고 싶어지는 것을 우리는 경험하게 된다. 태아의 신체 어느 부위의 세포를 분화하기 위 해서는 그물질이 필요하기 때문이다. 이때 선조들의 음식정보는 이 를 해결 해 준다. 선조 대대로 먹어본 음식의 각종 정보가 우리의 두 뇌 속엔 그대로 유전되어 차곡차곡 보관되어있기 때문인 것이다. 그 래서 필자는 식욕을 잃은 말기암 환자에게 먹고 싶은 음식을 생각해 보라고 이른다. 한 끼만 맛있게 먹어도 식욕을 회복해 살 수 있으니 먹고 싶은 음식을 찾아보라고 채근 한다. 실제로 어떤 환자는 개떡을 맛있게 먹고 식욕을 회복하여 백혈병을 이긴 케이스도 있다. 이렇게 식욕이 증진하게 되면 식사를 잘 할 수 있게 되는 것이다. 식사를 충 분히 하고 나면 식곤증이 발동되어 졸리게 되는데 이럴 때는 숙면을 취 할 수 있게 된다. 환자에게 숙면은 어떤 영약보다 중요한 보약인 것이다.

2. 숙면은 암 환자를 살리는 명약이다.

항암제 치료를 한 경우엔 육체가 맹독과의 전투에서 극한상황의 긴장 상태에 놓이게 된다. 교감신경의 과 항진으로 숙면을 할 수 없게 된다. 왕뜸으로 복부가 따뜻해져 소화력이 향상되어 식욕이 생겨 식사를 할 수 있게 된다. 부교감신경이 활성 되어 자율신경이 안정되고 식사로 포만감을 느끼게 돼 식곤증을 유발하게 된다. 그래서 잠을 잘 수 있게 되고 숙면으로 이어 질 수 있다. 숙면은 자율신경으로 하여금 몸속의 노폐물을 분해 청소를 하도록 해 준다. 잠을 잘 자고 난 다음 날은 몸이 가볍지만 제대로 잠을 못잔 날엔 젖산 등 노폐물 청소가 제대로 안 되어 몸이 찌뿌듯하게 느껴지는 것이다. 숙면은 우리 몸에 꼭 필요한 호르몬이나 효소의 생성을 원활하게 해준다. 특히 투병에 필요한 성장 호르몬의 생성 공급이 숙면할 때만 나이에 관계없이 가능하다. 왕뜸의 놀라운 효능으로 필자의 수많은 임상에서 터득한 바다.

＊왕뜸의 유명세는 오직 숙면에 있다.

왕뜸은 온열요법이기 때문에 체온을 올려 준다. 4초 조절법에 의해 복부를 위주로 치료하므로 소화력을 높이고 부교감신경을 활성하여 림프구의 생성을 활성하게 하므로 면역력을 높일 수 있어 숙면을 하게 한다. 어떤 질병도 숙면하지 않고서는 차도를 기대 할 수 없다. 옛날부터 자고 나면 나을 테니 걱정 말고 잠이나 자라고 탈이 난 어린 식솔에게 잠잘 것을 권했던 선조들의 지혜를 음미 해 볼 필요가 있다.

UCLA대학교수의 숙면에 대한 논문이 이를 뒷받침 해 준다. 사람이 8시간 잔다면, 20대는 자는 시간의 25%의 숙면을 할 수 있고

30대는 자는 시간의 5%만 숙면을 할 수 있으며

45세가 되면 숙면을 할 수 없게 되어 성장호르몬을 생성 할 수 없어 노화가 시작된다.

*성장호르몬을 나이에 관계없이 생성 하게 하는 왕뜸

성장호르몬은 소년기엔 성장에 사용하지면 장년기엔 활력을 다지며 노년이 되면 질병의 치료에 관여한다고 여겨진다. 필자는 수많은 노인들을 치료하면서 숙면하게 되면 여러 가지 병증이 서서히 개선되는 것을 경험 하게 되었다. 나이가 70-90대의 환자가 치유의 길을 걷게 되는 것은 성장호르몬과 숙면이 깊게 관여하게 된다고 느끼고 있다. 실제로 왕뜸을 꾸준히 시술받은 70-90대 노인들의 퇴행성 관절질환이 개선되는 것을 보여 주었다. 연골은 진액이 있어야 영양과 산소를 공급 받게 된다. 진액이 마르면 관절과 관절이 부딪치는 바람에 말라있는 연골이 닳아 작아지게 되어 퇴행하게 된다. 진액이 다시 생성됨으로 영양공급이 되어 연골이 다시 자랄 수 있어 줄어들었던 노인들의 신장이 다시 늘어나는 현상을 목도하게 되었다. 70-90 노인의 줄어들었던 키가 다시 큰다는 것은 현대과학으론 도저히 이해 할 수 없는 왕뜸 온열요법의 불가사이 중 하나이다. 신장이 다시 늘어난 분들의 퇴행성관절염이 현저하게 개선되어 있는 것을 보게된다. 키가 큰다는 것은 닳았던 연골에 점액이 생겨 다시 자란 걸 의미한다.

*관장으로도 통변이 안 되는 복막암환자 시원하게 쾌변

　배변은 마지막 생리지만 생명활동에서 제일 중요한 것이다. 변을 제대로 못 본다는 것은 소화기 계통이 냉해져있고 소화효소의 기능이 저하된 상태다. 그래서 소화가 덜된 음식물을 해로운 세균이 분해하게 되어 다량의 독소를 생성한다. 오장육부는 물론 정서에까지 영향을 미쳐 우울증 불면증 건망증 치매 등을 유발하게 된다. 통변이 안 될 땐 관장을 하지만 미봉책일 뿐 근본 치유책은 아니다. 인체는 생명 중추의 명령 없이는 아무 일도 할 수 없게 설계되어 있다. 배변 또한 대장의 문제만이 아닌 것이다. 우리의 윗잇몸은 위장이, 아래 잇몸은 대장이 관리하도록 되어있다. 음식을 씹다 위장은 대충 넘기고자 하지만 대장은 그대로 넘기면 내가 할 일이 너무 많다 하며 몇 번 더 저작 할 것을 요구해 충분히 저작하여 넘기게 한다.

　이렇게 씹는 과정에서 그 파동으로 소화흡수 할 음식인지 대장으로 보내 체외로 배출해야 될 것이지를 파동으로 분별하게 된다. 이렇게 배출해야 될 쓰레기가 있으면 대장으로 하여금 체외로 내 보낼 준비를 하도록 호르몬이나 효소를 생성 공급 하게해 배변의 분절운동을 원활하게 할 수 있게 준비한다. 그래서 쾌변이 이루어지는 것이다. 실제로 임상에서 오래 전 관장으로도 배변이 되지 않는 복막암환자가 병원에서 마땅한 수단이 없다며 퇴원을 요구받은 일이 있다. 필자의 크리닉을 방문해 4초 조절법에 의해 왕뜸을 시술해 주고는 집에 가서 이빨은 성하니 질기고 딱딱한 음식들 과일, 고구마, 당근 등을 씹고 뱉기를 3시간 이상 하라고 하였다. 그 다음날 아침 전화를 걸어와 선생님 6개월 만에 딸과 함께 공원산책을 20분 이상 하는 중이라며 선생님이 일러주신 대로 하였더니 아침에 대변을 변기 가득 보았다며 즐거워하는 목소리가 아직도 귓가에 맴돈다. 이렇듯 생명 중추가 알지 못하는 배변이란 있을 수 없다는 것이 증명된 것이다. 복부를 따뜻하게 해주고 시래기나 당근, 고구마 등 질긴 음식들을 씹게 되면 자연히 변비의 고통에서 헤어나게 되는 것이다.

3. 바이러스(다제내성균) 질병의 해답

바이러스는 잠을 잘 땐 생명체가 아니라 단백질 덩어리다. 잠에서 깨어나면 후손을 남기기 위해 복제를 해야 되는데 스스로 복제 할 수 없어 숙주동물의 세포 속에 잠입해야 한다. 바이러스는 사람 세포막의 수용체를 갖고 있어 쉽게 세포 속으로 들어가 자신의 유전정보를 숙주세포의 DNA에 편입시키고 복제를 하게 된다. 예를 들어 독감바이러스 한 마리가 코 점막 세포에 감염되면 72시간이면 약 1,000배로 증식하여 숙주세포를 터트리고 목 즉 상기도로 진출한다. 이때 상기도 편도부위가 정상체온이면 면역력이 강건해 편도선을 지키고 있는 백혈구인 대식세포에게 모두 잡아먹히게 된다. 그러나 정상체온보다 1도C 냉해 있으면 대식세포의 탐식능력이 저하되어 있는 상태라 바이러스를 보고도 잡아먹을 생각을 안 하게 된다. 그래서 편도선이 감염이 되어 붓고 침을 삼킬 때 따끔거리며 아프게 된다. 우리는 신문지상이나 매스컴에서 유행하는 바이러스를 H1N1, H5N1등으로 표시하는 걸 보게 되는데 여기서 H는 세포막을 여는 열쇠요, N는 복제가 끝나고 세포를 열고 나오는 열쇠인 것이다.

일반 감기는 상기도에서 자기 복제가 완성되면 홀연히 소멸되어 깊은 잠 속에 빠지게 되어 감기는 낫게 된다. 코 점막에서 바이러스가 자기 복제를 하는데 3일, 편도체에 감염되어 자기 복제하는데 3일, 같은 기간 면역세포가 바이러스를 상대해 격멸시킬 수준의 군사(B세포)를 복제하는데 3일, 그리고 결전은 하루면 족하다. 그래서 병원에 가도 일주일, 집에서 쉬어도 일주일이면 감기가 낫는다는 것이다. 항생제는 바이러스 감염세포막의 수용체가 없어 세포막을 열고 들어갈 수 없으니 현대의학적인 약이 없는 이유이다. 그러나 감기로 병원을 방문하면 항생제를 처방하는데 이는 2차 세균 감염을 예방하기 위한 것일 뿐이다.

*조류독감 신종플루 구제역 등 인수공통 전염병의 해답

인류를 공포의 늪으로 몰아넣는 조류독감, 구제역, 에볼라 등은 독감과 마찬가지로 급성 바이러스 질병이다. 앞에서 얘기한대로 바이러스는 잠에 빠지면 무생물이고 잠에서 깨어나면 생물인데 생물이 되면 후손을 남기기 위해 자기 복제를 해야 하므로 죽기 살기로 숙주인 사람에게 감염을 시도하게 된다. 이렇게 감염된 바이러스는 만족할 정도로 복제를 했다 싶으면 소멸하게 되어 잠에 빠져 다음세대를 기약하는 것이다. 잠에 빠진 단백질 덩어리는 장마가 오면 물에 씻겨 떠내려가 강으로 가게 마련이고 많은 시간이 흘러 어떤 자극에 의해 잠에서 깨어나면 다시 숙주인 동물을 공격하는 것이다. 잠에서 깨어난 강 이름을 갖게 되어 한탄 바이러스, 에볼라 바이러스 등 강 이름을 갖은 바이러스가 등장하는 것이다. 인간의 의술에 의해 제압당하는 게 아니라 스스로 소멸하는 것이다. 인간의 지혜보다 상위에 있다고나 할까...이런 종류의 바이러스는 숙주 세포의 세포막의 수용체가 있고 세포내로 침투하기가 용이하여 자기 복제를 할 수 있는 것이다.

이렇게 원시상태의 잠과 깨어나 복제를 반복하다 항생제 등의 공격을 받게 되면 살아남기 위해 교활해 진다. 복제하고 나면 숙주가 죽거나 생명이 위험해 진 상태에서 떠날게 아니라 독성을 낮춰 공생하는 길을 찾게 된다. 그래서 간염, 폐렴, 베체트병, 헐프스, 대상포진, 에이즈 등 만성염증의 바이러스 질병이 체내에 존재하게 된다. 금세기의 흑사병이라던 에이즈가 독성이 약해져서 신속히 생명을 앗아가는 대신 만성염증으로 공생하게 된 경우가 대표적이라 할만하다.

필자와 UCI 와의 공동논문에서 쑥 연기나 쑥 법제 농축물은 암세포나 바이러스 감염세포막의 수용체가 있어 손쉽게 세포내로 침입해 DNA의 나선을 뉴크레오티드 단위로 절편내고 호흡과 발전을 책임진 미토콘드리아의 막을 붕괴시켜 자멸(Apoptosis)하게 한다.

2009년 신종플루가 유행할 때 독감에 걸린 환자들을 밀폐된 방에서 쑥 연기를 1시간씩 마시게 했다. 쑥 법제 농축물 즉 뿌리는 뜸 막시원을 콧속과 목에 뿌려 주고, 먹는 뜸 원기원을 복용케 하고, 한국행 비행기를 타게 하였다. 그 많은 케이스에서 한사람도 공항에 격리 수용되는 일이 없었다. 이는 쑥 연기나 쑥 법제농축 물은 인체에 감염된 돼지독감 즉 신종플루를 퇴치 할 수 있다는 뜻이다. 그런 의미에서 조류독감이나 구제역, 사쓰, 신종플루, 에볼라 등 대안이 없는 바이러스로 인한 역질의 대안이라 굳게 믿는다.

*뿌리는 뜸 막시원으로 슈퍼박테리아 퇴치

20년, 30년, 60년 된 두피염증으로 항생제가 듣지 않는 다제 내성 세균으로 고생하는 분들에게 막시원을 뿌려 주었더니 3일에서 일주 일사이에 모든 사람들이 오랜 고통에서 구해 주셔서 고맙다는 인사를 받게 되었다. 그동안 수십 년을 고생하며 사용해 보지 않은 항생제가 없을 정도로 많은 치료를 하였으나 별무신통이었는데 막시원을 뿌리면서 개선되기 시작하였다는 뜻이다. 전 인류가 전전긍긍하는 바이러스와 다제 내성균의 해답의 실마리를 찾았다 하겠다. 이처럼 막시원은 항생제가 안 듣는 바이러스나 수퍼박테리아에 대안으로 등장 했다고 생각한다.

*일본의 원자력 발전소의 핵물질 유출 사고의 대안

인류의 핵 이용은 고도의 기술이 필요하다. 잘 활용하면 문명의 이기 노릇을 하지만 자칫 실수로 외부 누출이 된다면 돌이킬 수 없는 불행을 초래하게 된다. 80년대 후반 체르노빌에서의 경험은 우리에게 많은 것을 배우게 해 주었다. 그럼에도 일본의 경우에서 보는 바와 같이 과학이 고도로 발달하였다 하는데도 속수무책으로 당하고만 있지 아니한가? 고농도의 매우 위험한 방사능수를 해독할 방법이 없어 허둥지둥하고 있으며 심지어는 저농도라고 하며 수만 톤을 바다에 그대로 방류하는 어처구니없는 일이 현실로 나타나고 있다.

*우선 어떤 물질이 사람에게 어떻게 위험한가 알아보자

세슘137: 반감기가 70여 일 걸리고 근육에 침착하여 근육종을 발생시킨다.

요오드: 반감기가 7-8일 정도로 갑상선 암에 걸리게 된다.

미역, 다시마, 김, 천일염 등 해산물에 함유한 요오드를 미리 섭취해 두면 체내 유입이 안 되는 것으로 알려져 있다.

스트롬튠90 : 반감기 28년이나 되는 치명적인 물질이며 칼슘과 성질이 비슷해 뼈에 침착해 골수암, 척추육종, 백혈병 등을 일으킨다. 세슘과 반드시 함께 존재한다

크립톤(Kr): 백혈병

제논(Xe): 백혈병

플로토늄: 반감기가 24,000년이나 되는 기형아, 폐암, 백혈병을 일으키는 원인물질로 알려져 있다.

이렇게 무서운 방사능 물질을 보고만 있을 것인가?

작금 일본의 불행은 일본만의 문제가 아니라 전 지구적인 문제인 것이다. 때문에 무슨 일이 있어도 이의 해독방법을 내 놓아야 되는것이 현대를 사는 지구 모든 사람들의 숙제이기도 하다. 히로시마에 원자폭탄을 투하한 미군 병사는 이곳엔 10년 이내엔 풀 한포기도 생존할 수 없을 것 이라고 굳게 믿었을 것이다. 모든 것이 잿더미가 되고 방사능에 극심한 오염이 되었으니 살아남을 식물이 없을 것처럼 보였다. 그러나 다음 봄엔 오로지 쑥만 싹이 나고 무성하게 자라게 되었던 것이다. 이미 하늘은 방사능에 의한 재난은 쑥으로 해결하라는 계시를 보냈던 것이라 생각된다.

필자는 항암치료와 방사선치료를 받은 암 환자를 왕뜸을 하여 항암제의 맹독과 방사능의 오염에서 해독, 항암치료의 부작용으로 신

음하는 암 환자들의 삶의 질을 높여 주게 되는 것을 알게 되었다.

필자는 다음과 같은 주장을 한다.

1.쑥 연기는 대기의 오염을 정화하는데 도움을 줄 것이며

2.쑥 재는 오염수 정화에 많은 도움을 줄 것이다.

3.쑥 재는 토양의 오염도 해결해 줄 수 있다고 확신한다.

수만 톤이 넘는다는 고농도 오염수에 쑥 재를 투입하면 저농도의 오염수로 전환시킬 수 있고 그렇게 되면 원전사고를 조기에 종결 시킬 수 있다고 생각한다.

쑥 재를 바닷물에 풀면 해양 오염도 해결의 실마리를 찾을 수 있을 것이다.

오염된 전 지역에는 쑥을 심어 쑥을 채취하여 쑥 연기를 날려 대기 오염을 정화하고 쑥 재를 토양에 뿌려 토양에 오염된 방사능 물질들을 제거하여 하루 빨리 농사를 짓고 행복하게 모여 사는 활기찬 토지로 회복 할 수 있게 해야 한다.

답은 멀리 있는 것이 아니다. 자연은 문제를 일으키지만 반드시 그 해답도 함께 갖고 있다는 점이다. 지천으로 널려있는 쑥이 무슨 약이 되겠는가고 반문 할지도 모른다. 그러나 병이 있으면 약이 있게 마련이고 그 약은 깊은 곳에도 높은 곳도 아닌 손만 내밀면 구할 수 있는 내 곁에 있다는 자연의 섭리를 잊어서는 안 된다.

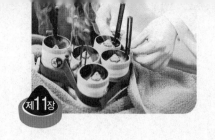

임상노트

임상노트 1 : 유방암치료

40대 후반의 유방암 환자다. 그는 유방암 확진(2기)을 받고 우선 항암치료로 그 크기를 줄여 수술을 하자는 담당의사의 소견에 따라 항암치료를 10여회 이상 하였다. 암의 크기를 75% 줄여 수술을 하고 35회의 방사선치료를 한 상태였다. 그가 내원 상담후 왕뜸시술을 시작 하였다.

서양의학의 3대 치료법을 모두 활용하여 치료를 하며 배달왕뜸을 거의 매일 시구한 것이다. 왕뜸은 주로 항암치료의 부작용이나 후유증을 치료하고 삶의 질을 높이는데 목적을 두었다.

2007년 6월 20일 내원하기 시작하여 항암치료와 수술을 하고 7주 동안 매일 방사선 치료를 받으면서 왕뜸시술을 하였다. 2008년 5월 30일 방사선 치료도 끝나고 왕뜸 집중치료도 함께 끝내게 되었다.

항암치료의 부자용이 일부 나타나기도 하였으나 왕뜸으로 치유되어 식욕을 잃은 적이 없었다. 체중을 시작하는 날부터 끝나는 날까지 근 일 년 동안 저울의 같은 눈금을 유지 할 수 있을 정도로 변하지 않았다. 또한 밤에는 왕뜸 덕분에 숙면 할 수 있었다. 그래서 늘 활기차고 높은 삶의 질을 유지 할 수 있었다.

뜸을 뜨고 있으면 마치 고향에 온 듯 마음이 편해지며, 짐(체육관)에 들러 운동까지 마치고 귀가하여서도 힘이 남아 새벽까지 장부정리를 하였다고 한다. 수술을 하고도 계속되는 왕뜸 집중 치료에 회복이 너무나 빨랐다. 이는 왕뜸의 체온 상승작용으로 면역력이 높아지고 새로운 세포 생성작용으로 상처회복이 빨랐다. 숙면하게 되어 필요한 각종 호르몬과 효소를 제때에 공급 받을 수 있고, 입맛이 돌아 식사를 할 수 있어 충분한 영양공급이 가능하기 때문이다.

방사선치료를 매일 받았으나 매일 왕뜸으로 해독하여 머리카락이 빠진 것을 제외하곤 큰 부작용 없이 모든 치료과정을 마칠 수 있었다. 백혈구 수치가 떨어지면 왕뜸 시술을 집중으로 하여 극복 할 수 있었다. 모든 치료를 마친 후에도 원기회복을 위하여 가끔 왕뜸을 시술 받고 있다. 항암치료 후 수술 그리고 방사선 치료 등 병원의 모든 스케줄을 따랐지만 후유증 없이 모든 치료를 마치고 유방암을 이긴 케이스 이다.

U. C. Irvine 의대 면역팀과 필자의 공동연구에서 항암치료와 왕뜸을 함께하면 항암치료의 부작용을 줄이고 그 치료효과를 2.7배 높인다는 연구결과의 임상 확인 이었다. 수술, 항암치료, 방사선치료의 후유증은 왕뜸이 효과적이라는 것이 임상으로 증명된 것이다.

임상노트 2 : 왕뜸으로 면역억제제를 무력화

신부전으로 오장에 병이 전변된 케이스

2009년 64세의 여성으로 과거 10년을 투석하고 신장 이식 수술 받아 면역억제제를 투여 받으며 20년이 경과하였다. 이식 받은 신장이 기능 하지 못해 다시 투석 할 것을 요구 받고 있었는데 30년 신부전 상태로 내원 하였다.

합병증으로 고혈압이 있고 면역억제제 때문에 당뇨가 있어 인슐린을 20년째 투여 받고 있는 상태였다. 신장 이식 시 C형 간염이 감염되어 있었다. 심장의 관상동맥도 일부 막혀(70-80%)있는 상태였다. 천식이 심하여 기침을 참지 못하며 얼굴이 많이 부어 있었다. 팔의 부기가 남의 다리만 하였고 다리는 엄청나게 부어 허벅지는 보통사람 허리만 하였으며 발바닥은 버선을 신은 것과 흡사하였다. 숨이 가빠 헐떡이고 있으며 얼굴과 다리 등은 누렇고 검은 색으로 마치 방사선 치료를 강도 높게 받아 누런 갈색으로 변한 피부색 같았다. 소변이 곤란 하였으며 양손가락에는 요산이 많이 쌓여 통통 부어 아파하며 다행스럽게도 복수는 없었다. 휠체어에서 내릴 때 가래소리와 숨 차 하는 것으로 미루어 폐의 기능이 위험한 상태라 짐작 되었다. 다시 말해 한 사람이 오장육부에 모두 중한 병증을 갖고 있었다. 다른 병원으로 보내자는 직원들의 건의에 지금 이 환자의 병정을 개선시킬 방법은 왕뜸 이외는 없다는 설득으로 치료를 시작 하였다,

그 후 배달왕뜸의 집중치료를 받으며 기력을 회복하기 시작 해 소변을 제법 볼 수 있게 되고 40여 회 시구쯤에는 면역억제제를 끊고 20

년이나 맞아온 인슐린을 끊고 혈당이 정상을 유지하게 되었다. 치료 2개월 후 혈액 검사에선 혈당수치가 113으로 거의 정상 수치로 개선되고 GOT, GPT 수치가 정상범위로, 혈압(200/100)에서 (130/90)로, 크리아티닌 수치도 5.3에서 3.7로 개선되었다. 안경에 의존하던 분이 안경 없이 신문을 읽게 되었다. 고운 목소리를 찾아 쉰 소리를 버리는 기쁨도 얻었다.

면역억제제를 끊은 후 각종 수치가 안정되었다. 수치보다는 일상생활을 하는데 한 인간으로의 삶의 질이 높여진 것이 너무 다행이었다. 부기도 빠져 옛 얼굴을 찾았고 팔다리의 각선뿐 아니라 날씬한 체형을 회복 하게 되었다. 식욕이 생겨 이것저것 먹고 싶은 음식을 먹는 즐거움을 누리었다. 전 같으면 혈당과 소변 때문에 마음 놓고 먹을 수 없었으니 말이다. 미용사를 불러 머리를 손질하고 손톱까지 예쁘게 치장할 여유도 생겼다. 또 집에서는 워커에 의지해 걷는 연습을 하고 있다 한다. 40여 회의 집중시술로 이런 변화가 나타나다니 배달왕뜸을 창시한 필자는 신비스런 뜸의 효능에 다시 한 번 놀라울 뿐이다. 담당 주치의도 처방약은 반드시 복용하시고 왕뜸도 꼭 뜨라는 조언을 해 주었다고 좋아한다. 심장 전문의로 있는 사위가 장모의 심장기능이 좋아진 것을 체크 하고는 직접 찾아와 왕뜸 시술을 받아 보기까지 하였다.

임상노트 3 : 식물인간 상태로 1년 반, 4지 마비, 실언, 욕창 까지...

침술가로 명성을 얻은 50대 남성이 고혈압과 당뇨를 10여년 넘게 투병 중이었다. 병원에서 일 년 이상 입원치료를 하다 더 이상 진전이 없자 집으로 모셔 가료 중이었다. 필자에게 집으로 와서 치료 해 줄 수 없느냐는 부탁을 하였다. 거의 식물인간과 같은 상태라 호기심에 승낙을 하였다. 일요일을 제외하고 매일 1개월 동안을 치료해 보자고 하여 왕뜸 시술을 시작하였다. 환자의 첫인상은 그동안 제대로 먹지를 못해 너무도 수척해 있었다. 말은 못하지만 알아듣는 듯, 왕뜸을 설명하니 고개를 움직여 눈빛으로 대답하였다. 4초 조절법에 의해 치료를 시작하였다. 일어나 앉을 수 없어 백회 대신 이마에 뜸을 올렸다. 천돌(목), 단중 그리고 배에는 4구 좌측 곡지, 우측 족삼리에 시구를 하였다. 다음 날엔 4지는 좌우를 교대하며 시술하였다.

부인이 질문이 많아 미쳐 뜸 불을 올려주지 못했을 때 곡지혈이 뜨거웠던지 "곡지가 뜨거워" 하고 외치는 것이었다. 1년 반 동안 한마디도 못했는데 갑자기 "곡지가 뜨거워"하는 게 아닌가? 온 가족이 놀라 눈이 휘둥그레지고 말문이 막혀 있었다. 그날 이후엔 다시 말을 잊고 필자가 방문하는 시간이 가까워지면 벽시계를 가리키며 기다리는 모습이 역력해 보였다 한다. 10여 일 후 하루는 필자가 방문해 시술 준비를 하였다. 그 때 과년한 딸에게 무언가 말을 하려고 안절부절 못하는데, 말은 안 나오고 딸도 무슨 뜻인지 손짓을 해대며 쩔쩔매는 듯 했다. 갑자기 "야! 이 0 아" 하고는 고함이 터지고 말았다. 연이어 "과일" 하는 것이었다. 손님에게 과일을 대접하라는 뜻이었다. 말문이 터진 것이다. 그날 이후 말을 찾게 되었다.

뜸을 하고 난 후 몸에 내려앉은 진액을 손바닥으로 거두어 남편의 욕창부위에 발라 주라고 부인에게 말 하였다. 필자가 환자를 들고 부인이 남편 뜸자리에 내린 쑥 진액을 남편의 썩어가는 욕창에 발라 주었다. 그 다음 날 진물이 멎으면서 아물기 시작하여 일주일도 안 되어 욕창을 말끔히 낫게 할 수 있었다. 1개월 치료를 예정하고 시작한 일이 2개월이 되어서 화장실 출입이 가능해졌다

임상노트 4 : 파킨슨병 치료사례

90년대 중반 필자의 친구가 어머님이 쳇 머릴 흔든다고 하면서 나에게, 너 한번 집에 놀러와 왕뜸 한번 떠 드릴 수 없냐고 하였다. 어느 일요일 친구 집으로 가서 친구 어머님께 왕뜸을 한번 떠 드렸다. 다음 날 친구의 어머님이 사무실에 오셔서 어젯밤엔 오랜만에 잠에 취해 대 여섯 번 가던 소변도 잊어버리고 아침까지 내쳐 잤다고 하시면서 너무 신기하다고 하셨다. 푹 자고 났더니 글쎄 배가 고프네 하시며 식사도 잘 하셨다. 그 동안 맛있는 밥 한번 먹어보는 게 소원이었다며 고마워하셨다. 집에서 왕뜸을 하기엔 연기가 너무 많이 나니 사무실에 오시면 뜸을 해 드리겠다고 하여 월요일에는 사무실에서 치료 해 드렸다. 그날 이후 쳇 머리 흔드는 일이 사라지게 되었다.

발생학적으로 정자와 난자가 만나 생명을 얻고 사람의 모습을 갖추

려면 분열해야 하는데 최초의 2분열에서 하나는 뇌가 되고 하나는 장이 된다. 그래서 장의 문제는 뇌가 고쳐주고 뇌의 문제는 장이 고쳐주게 된다. 뇌의 문제는 4초 조절법에서 장을 집중으로 시술하게 된다.

그러면 장이 활성하면서 뇌의 문제를 해결해 내게 된다. 필요한 호르몬이나 효소, 신경전달물질을 생성 공급하게 되어 병증이 개선되는 것이다. 그동안 임상경험으론 6개월이 되지 않은 파킨슨이나 쳇머리는 어렵지 않게 치료될 수 있었다. 그러나 시간이 흐르면 난치로 넘어간다고 본다.

임상노트 5 : 간염 간경화 간암

2002년 LA에서 만난 C형간염 환자로 간경화가 심하다며 주치의가 포기한 60대 초반의 여인이었다. 얼굴이 흙갈색으로 당장 넘어질 것 같은 무기력을 호소하였다.

첫날 시술 후 저는 죽을 때까지 뜸을 시술 하겠습니다 고 말할 정도로 몸이 따듯해지는 것을 느끼고 옆구리가 시원하다는 감을 받았다고 하였다. 100회를 시술하세요. 라고 권유 했더니 백 번이 아니라 200번이라도 뜸을 뜨겠다고 하였다. 잠을 잘 자게 되고 변비가 개선돼 시원한 배변이 가능해지고 식욕이 생겨 식사를 잘 하게 되었다. 기력이 회복되어 일요일에는 교회에서 봉사활동을 남들처럼 할 수 있게 되었다. 여고 시절부터 쿵쿵대던 축농증이 없어졌다. 하루는 아침에 잠에서 깨어나 보니 눈곱이 너무 많이 나와 눈을 덮고 있어 눈을 뜰 수가 없어 물로 눈곱을 닦아내고는 눈을 뜰 수 있었다 한다. 그래서 그날은 눈에다 왕뜸 시술을 해 주었다. 집으로 돌아가 바느질을 하려고 하였다. 백내장으로 49세 이후 바늘귀에 실을 낄 수 없었는데 오늘은 쉽게 낄 수 있어 놀랐다 한다. 노안이 한번 눈에 뜸으로 회복된 것이다. 물론 그동안 4-50차례 왕뜸을 시술한 후였기에 눈뜸 한번으로 가능한 것이다.

신앙처럼 매일 왕뜸에 매달려 100회를 마치고 병원 검사를 하게 되었다. 놀랍게도 RNA 바이러스 수치가 정상수치를 유지하고 있으며 간경화에서 풀려 정상적인 간을 소유하게 되었다는 검사결과였다. 그 후에도 가끔 왕뜸 시술을 받는데 13년이 지난 지금까지 간의 수치는 지극히 정상을 유지하고 있는 케이스다. 인간과 바이러스와의 전쟁에서 쑥 연기나 쑥 농축물을 활용하면 인간이 승리할 수 있다는 것을 확인한 케이스 이다.

임상노트 6 : 중풍

2012년 70대 후반의 남성이 엉금엉금 기어 내원하였다. 내용인즉 풍을 맞고 병원에 입원하였는데 너무 어지러워서 고통을 호소하니 담당의사가 수술을 할 것을 제안하였다. 수술을 하면 나을 수 있느냐고 물으니 5 : 5란 대답이 돌아왔다. 밤에 곰곰이 생각하다 안 되겠다. 아내가 효과를 본 왕뜸이나 한번 해 보자고 결심하고 짐도 챙기지 않고 병원을 나왔다고 한다. 다시 병원으로 돌아갈 것을 권했지만 막무

가내였다. 워커에 의지해 겨우 걸을 수 있었다. 두통이 심하고 어지러워 앞으로 쏠려 넘어 질듯 하다며 괴로운 표정이었다. 우선 백회에 뜸을 올리니 쑥이 다 타기도 전에 잠을 자기 시작했다. 백회 뜸이 끝나고도 잠시 더 자도록 하였다. 한 참을 자고 깨어나 누이고 4초 조절법에 의해 시술을 해 주었더니 또 잠이 들었다. 뜸이 끝나 잠을 깨우니 아주 잘 잤다며 한결 어지러움 증이나 통증이 가서 몸이 개운하다며 귀가 하였다.

그 후 매일 시술을 받게 되어 약간 삐뚤어진 입이며 눈이 돌아오게 되었다. 팔다리의 무력감도 점점 호전되어 50회쯤엔 치료가 거의 다 된 것을 느끼게 되었다. 정서적으로도 사업계획을 세우고 실천하는 것을 보면서 다 나았구나 생각하였다. 그 후 방송 광고에 출연하여 증언도 서슴없이 해 주었다.

임상 노트 7 : 치매

70대 초반의 여인이 내원하였다. 남편과 함께였는데 본인은 약사였고 남편은 의사였다. 6개월 전부터 아침에 잠에서 깨면 그냥 멍하니 아무생각이 안나 백치 상태나 다름없었다고 한다. 식탁으로 나올 줄도 몰라 밥상을 침실로 갖다 준다고 하였다. 남편은 부인의 간호를 위해 병원을 닫았다고 한다. 인지능력이나 기억력이, 특히 사고력이 저하되어있고 불면증에 시달리며 소변 빈삭으로 요실금에 시달리며 뜸을 하는 동안에도 남편이 어디 있느냐고 불안 해 하였다. 얼굴과 양다리에 부종이 심각하였다. 약이 문제인 것 같으니 약을 줄여보라고 권했다.

왕뜸 시술 일주일 후에는 부기도 많이 빠지고 얼굴에 화색이 돌고 눈동자가 제자리에 초롱초롱하였다. 요실금도 개선되어 전 보다 소변 횟수가 절반으로 줄었다. 그래서 잠도 제법 잘 수 있었고 입맛이 돌아 식탁으로 나와서 식사를 할 수 있게 되었다. 2주 후에는 남편과 함께 마켓에 가서 시장을 보고 음식을 장만할 수 있게 되었다.

임상노트 8 : 간질

2002년 엘에이에서 중학교 2학년 여학생이 내원하였다. 어머님 말로는 점점 발작 시간이 길어진다며 걱정스럽다고 했다. 치료방법을 안내해 달라고 하였다. 일주일에 3번은 시술 받아야 한다고 했더니, 학교 때문에 두 번 이상은 곤란하단다. 그래서 모자용기를 사다가 집에서 백회 뜸을 하도록 하였다. 첫 번 발작 조짐은 아주 쉽게 지나갔다. 그리고는 다행이 발작 조짐 없이 3개월이 지났다. 6개월이 지나 전체적인 건강상태가 아주 좋아진 후 동부로 이사하여 연락이 끊겼다.

간질은 전기 발전에 과부하가 걸린 것이라 한다. 전기의 과부하가 걸리는 것은 무엇인가 신경전달에 문제가 생기기 때문이다. 잘못 된 신경전달로 엉뚱한 결과를 만들어 놓는 게 간질이라는 결과를 낳게 한 것으로 보인다. 이는 신경전달 물질이 문제인 것이다. 이 신경전달 물질은 소장에서 특정 신경세포의 전달물질의 효소나 전구물질을 담당하는 미생물이 생성 공급 해 주어야만 한다. 이 특정 미생물을 활성

하는 게 중요하다. 그래서 필자는 4초 조절법이라 하여 오장육부는 물론 정서까지 안정시키는 방법으로 시술한다. 간질은 뇌의 문제이지만 근본은 소장의 미생물의 유무와 관계가 있는 것이다. 또 음식을 편식하지 않고 골고루 먹는 것 또한 중요한 것이다.

임상노트 9 : 탈모 대머리 고수머리

탈모로 고생하시는 분들을 위해. 다음의 글이 도움이 될까하고 올린다. 아래의 글은 2000년도 제가 한국의 모 대학에서 강의하던 때에 한방건강에 기고한 칼럼의 내용이다. 그 후 도미하여 수많은 임상에서 탈모는 일주일이면 안정되고 원형탈모는 1개월 정도에 발모가 되었고 속 알 머리나 대머리는 1개월에 발모가 시작하여 여러 차례 털갈이를 하며 5-6개월에는 모자를 벗어 던질 수 있는 정도로 발모가 된 많은 치료사례가 있었다.

최근에는 헐리웃의 어느 감독이 모자용기로 뜸을 하며 뿌리는 뜸막시원을 아침저녁으로 사용하였더니 3주부터 대머리에서 발모가 시작되었는데 뒷머리가 먼저 나더라는 보고였다. 많은 분들이 모자 뜸기와 뿌리는 뜸 막시원만을 시술하여도 3-6개월엔 모자를 벗을 수 있을 정도의 머리카락을 보유 할 수 있었다고 한다. 그래서 많이들 고마워하신 경험을 하였다.

또한 4초 조절법이라는 필자의 치료법으로 전신적인 시술을 받으면 좀 더 빨리 발모의 효과를 볼 수 있으나 시간이 없는 분들을 위해 집에서 본인의 꾸준한 노력으로 부담 없이 탈모나 대머리를 치료 할 수 있는 방법이 있다. 아래의 칼럼을 참고하시기 바란다.

필자가 기고한 한방과 건강 2001년 2월호 칼럼의 내용이다. 모발은 3년 가량의 성장기, 3개월 가량의 휴지기, 3주의 퇴행기를 주기적으로 반복한다고 알려져 있다. 또 하루에 0.4mm의 성장을 하며 10만여 개가 두피를 덮고 있다고 한다. 인체의 모낭은 안드로겐이라는 호르몬의 영향을 받고 있다고 알려져 있다. 이 호르몬의 대사에 관여하는 효소가 유전적 소인이 있는 사람의 경우 탈모에 관여한다고 한다.

또 갱년기 여성이나 당뇨 등 내분비 대사성 질환이 있는 사람과 지병으로 오랫동안 영양공급이 불균형해서 호르몬이나 효소의 생성 공급에 문제가 있는 사람의 경우 머리를 감을 때 탈모가 심해지는 걸 볼 수 있다. 모발도 생존경쟁을 한다. 두피로 충분한 영양이 공급되지 않으면 자연히 그 식구를 줄일 수밖엔 도리가 없다는 것은 자연의 이치가 아니던가?

탈모나 대머리를 치료한다는 약은 수없이 개발되어 있으나 아직 그 효능이 이렇다 할 영약은 볼 수 없는 게 현실이다. 더욱이 고수머리는 동·서양을 막론하고 연구된 게 전무한 실정이다. 하지만 우리 선조들의 지혜의 유산인 쑥뜸에선 탈모나 대머리, 고수머리의 치유책이 제시될 수 있다고 확신한다.

그동안 필자의 임상경험에 의하면 왕뜸의 4초 조절법으로 확실한 해답을 제시할 수 있다고 본다. 4초 조절법이란 백회, 단중, 중완, 관원과 신궐에 뜸을 함으로써 5장 6부의 기능을 조절하여 병사가 있는 장기의 기능을 활성화시켜 건강을 회복하는 방법이다. 4초 조절법으로 꾸준히 뜸을 하면 탈모는 일주일 내외에서 해결할 수 있다. 대머리의 경우 1개월을 전후해 살아있는 모근이 열려진 모공을 통해 자라 올라온다. 두피 속으로 파고드는 고수머리 때문에 머리를 기를 수 없었던 사람은 머리가 펴져서 머리를 길게 기를 수 있었다.

※ 치료원리

1. 탈모 : 탈모의 원인은 여러 가지가 있겠으나 두피에 충분한 영양공급을 해주면 머리카락은 절대로 빠지지 않는다. 백회에 뜸을 하면 쑥이 타면서 세라믹 왕뜸 용기가 열을 받아 발생하는 원적외선이 두피를 통해 뇌 속으로 전달된다. 강력한 파동을 일으켜 미토콘드리아를 시동시켜 에너지(기)를 대량 생산한다. 혈액을 따뜻하게 하여 혈관을 확장하고 대사를 왕성하게 하여 뇌 속을 대청소 하게 된다.

뜸에 의해 두개골 속의 모든 독소가 완전히 제독된다. 또한 혈액도 깨끗하게 정화되었기 때문에 자연히 영양과 산소는 충만해진다. 제대로 먹지 못하던 두피세포들도 충분한 영양과 산소에 힘입어 활력을 찾게 된다. 활력을 되찾은 두피세포는 더 이상 머리카락을 퇴출시킬 이유가 없어지는 것이다. 이렇게 하여 탈모의 고통은 사라지게 마련이다.

2. 대머리 : 대머리는 초기에 치료하는 것이 최선이다. 왜냐하면 세월이 흘러 모근이 죽어버리면 이식하는 방법 이외엔 대안이 없기

때문이다. 대머리는 유전한다고 하지만 필자는 이에 동의하지 아니
한다. 왜냐하면 살아있는 모근은 어느 경우에도 모두 자라 올라오는
것을 목격했기 때문이다. 왕뜸의 체지방 분해 작용에 의해 모공은 열
리게 되고 영양과 산소가 충분한 모근이 성장할 수 없다는 건 자연의
이치에 맞지 않는다. 모공을 지방질이 꽉 막고 있어 모근이 성장할 수
있는 환경을 가로막고 있었던 것이다. 뜸의 강력해진 세포의 부활력
에 의해 머리카락은 자연히 성장하여 두피 밖으로 얼굴을 내미는 것
이다.

뜸을 하면 오장육부는 물론 부신의 기능이 회복되어 숙면하게 된
다. 숙면을 할 때 귀중한 성장호르몬이 생성분비 된다. 성장 호르몬은
세포의 부활력을 높여주고 각종 효소나 호르몬, 특히 안드로겐의 생
성분비를 원활하게 해줘 자연히 대머리에서 머리카락이 나는 신비를
체험할 수 있게 된다.

3. 고수머리 : 필자는 학교에서 60세가 넘은 학생에게 당뇨를 치
료하는 방법을 설명하며 백회뜸이 필수라고 가르쳐 주었다. 그 분은
4초 조절법에 의해 꾸준히 왕뜸을 하였더니 혈당도 안정되고 고혈압
도 정상으로 되었으며 건강을 되찾았다고 하였다. 특히 고수머리가
두피를 파고들어 길게 기르지 못하고 항상 짧게 깎아야만 했었다고
했다. 그런데 뜸을 하는 동안 언제부터인지는 모르지만 고수머리가
많이 펴져서 이제는 길게 길렀다고 하며 머리를 빗으로 빗어 보이기
까지 했다. 참으로 불가사이한 일이 벌어진 것이다. 이처럼 왕뜸의 효
능은 불가사의 그 자체인 것이다.

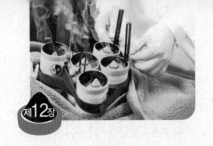

제12장

뜸의 혁명을 일으키다

*이 글은 지난 여름 한국에 전염되어 국민생활에 심각한 영향을 끼친
중동호흡기 증후군 메르스에 대한 왕뜸 치료법을 박근혜 대통령에게
건의한 전문이다.(편집자 주)

1. 왕뜸박사 Dr. Won의 MERS−CoV 퇴치법

대통령님 메르스의 대안이 있습니다.

대통령님 메르스로 걱정하시는 대통령님이 염려 놓으실 수 있는
방법이 있습니다. 다음에 제시하는대로 실험 해 보시면 희망이 보일
것 입니다.

우리선조들은 쑥연기로 모기나 벌을 쫓아내고 감자나 목화씨를 파
종할 때 재에 무쳐 바이러스나 굼뱅이로부터 씨를 보호하여 농사를
지을 수 있었던 것이지요.

쑥을 활용한 소생이 제안하는 방법으로 메르스가 잠재워지기를 학
수고대 하겠습니다.

***쑥 연기로 바이러스 퇴치 (바이러스감염 세포막 수용체 가짐

쑥 연기와 쑥 법제 농축물에 MCF-7 유방암세포가 자멸(Apoptosis) 〈Anticancer Research Vol 27, 3891-3898/2007〉 하여 논문을 발표 하였습니다.

쑥 연기와 쑥 법제 농축물은 암세포 막의 수용체(열쇠)를 갖고 있어 암 세포막을 열고 들어가 Caspase 3,8,9를 활성하여 Caspase 3 이 세포파괴 실행자의 능력을 얻어 DNA를 Nucleotide 단위로 절편 내고 Mitochondria의 막을 붕괴시켜 자멸(Apoptosis) 시킨다는 것을 확인하고 UC Irvine 의대 면역팀과 공동으로 논문을 발표 하였습니다.

이상세포(암세포, 바이러스 감염세포)는 주변 체액의 Ph 가 산성으로 기울어있습니다.

강 알카리성인 쑥 연기나 쑥 법제 농축물은 항상성에 의해 약 알카리성인 일반세포는 보호하고 산성인 이상세포 만을 선택적으로 공격할 수 있습니다. 쑥 연기엔 모기나 벌이 죽고 냉장고가 없던 시절 육류를 훈제하여 오래보관하고 먹을 수 있었습니다. 또 오래 비워두었던 집으로 이사할 땐 전날 쑥불을 피워 미생물을 박멸하여 냄새를 제거한 후 이사를 하는 지혜를 발휘 하였던 것입니다.

쑥 연기로 감기 독감 신종플루 메르스, 등 바이러스 질병의 공포에서 벗어 날 수 있다고 확신 합니다. 실제로 왕뜸한의원을 내원하는 독감환자들에 적용하여 괄목 할 만한 효과를 내고 있습니다 감기치료를 받아본 환자들은 감기나 독감이 걸리면 병원보다 저의 크리닉을 먼저 방문 합니다.

＊격리환자 병실의 창문을 닫고 쑥 몇 개를 피워 연기로 공간을 채우면 병실내의 환자피부나 병원용품이 소독됩니다. 공기 중에 혹시 모를 기침 등으로 공중에 떠 있는 메르스 바이라스를 박멸할 수 있다고 봅니다.

＊쑥 연기는 환자와 접촉한 의료진의 완전무장한 보호 장비가 아니라도 메르스로부터 보호 될 수 있는 간단한 방법이라 생각 합니다.

＊연기를 호흡하면 코 점막 비 부강 기관지 폐포까지 쉽게 연기를 들여보낼 수 있어 감염된 메르스 바이러스를 퇴치 할 수 있다고 확신 합니다,

메르스를 퇴치할 수 있는 ＊＊＊뿌리는 쑥뜸 "막시원= "Moxiwon88"

쑥법제 추출물은 FDA 공인 검사기관인 ABC Testing 의 검사에서 우수한 천연물 항생제라는 평가로 MSDS 즉 안전성 검사를 패스하였습니다. UCI와의 공동연구에서 쑥 법제 농축물(moxiwon)은 쑥 연기와 비슷한 그래프로 MCF-7유방암세포를 사멸시킴. 따라서 Moxiwon88에 바이러스 감염세포가 사멸 한다는 것을 시사 함.

＊목통증 목구멍에 뿌리면 목이 편해지고

＊코가 막힐 때 뿌리면 코가 뚫리고

＊기침에 목구멍에 뿌리면 기침이 멎고

＊진물(콧물)나는 염증(바이러스 염증)에 뿌리면 진물(콧물)이 곧 멈춤니다.

＊근육통 등 동통부위에 뿌리면 극심한 통증이 완화 됩니다.

＊손 등 세정이 필요한 병상, 환자나 의료진이 쓰는 용품을 완벽히

소독(세정) 할 수 있다.

먹는뜸=원기원="Vivawon" 으로 각종 독감 해결(바이러스 감염세 포막 수용체 가짐)

막시원은 비파잎 등 20여종의 천연 복합화합물로 건강보조 식품 입니다.

(가슴이 편해져 숨쉬기 편하고, 속이 편해지고 뒤가 편해져 면역력 이 향상됨)

＊감기 독감 등 바이러스 질환에 효험=메르스에 효험 기대

＊위산역류 위염 장염 변비 치질 등 소화기 질환 및 염증 질환에 효과적 임.

3053 W. Olympic Blvd # 301 Los Angeles,. CA 90006

CA Alternative Medicine,. INC(왕뜸한의원) 원장 원영두 L.Ac.,Ph.D.

문의 미국 (LA): 213-738-1000; 서울 사무소: 02-2214-0784

e-mail. dangun45@gmail.com., dangun45@naver.com. web : imoxa.com

＊H&S TV k 타운 투게더 1/20/2015 왕뜸한의원－보약밥상

＊검색 참조, 끝부분 바이러스 이야기

＊ebay에서 Moxiwon88을 검색하시면 바이러스를 자살로 유도 할 수 있는 제품이 있습니다.

2. 왕뜸치료를 위한 다양한 질문과 답변

필자의 네이버in 에서의 질문에 대한 답변이나 라디오코리아의 전문가 상담을 참고하십시오

＊췌장암 4기 확진 일 년 된 환자입니다. 남은 시간은.....

Q. 현재.. 췌장암 4기 판정이후 1년 지났구,. 지난주 위장 간 출혈 (암세포 때문에) 이 있었구.. 그래도 조금씩이나마 매 끼 식사 가능했는데, 요 며칠.. 식사하기 많이 힘들어하구..

아예 입에 음식을 입에 대기 힘들어하네요.. 통증으로 밤낮 힘들어하구..... 계속 녹색변의 설사만 하구... 저보구 얼마나 사냐구 자꾸 묻네요... 이대로 며칠이냐구 몇 달이냐구.....

A. 췌장암으로 힘든 투병을 하시고 계시군요. 용기를 내세요. 그리고 뭔가 음식을 드세요. 그러면 힘이 생겨 투병의 의지가 생깁니다. 우선 통증을 완화 하는 게 급선무 입니다. 그래야 잠을 잘 수 있게 되고 자고 일어나면 허기를 느껴 식사를 할 수 있게 됩니다. 이럴 땐 배달왕뜸이 해답입니다. 뜸을 하면 몸속의 독소를 해독 해 줍니다. 그리고 활성산소도 분해하여 체외로 내 보내게 되고 암세포가 내 보내는 산성의 악액질을 해독해 Ph를 중성으로 만들어 주니까 통증이 소실됩니다. 뜸을 하면 전신의 모세혈관이 확장 됩니다. 그래서 말단 세포들도 영양과 산소를 공급 받을 수 있게 되지요. 영양을 공급 받은 말단세포들이 생명활동을 다시 시작하게 되면 피부엔 온기가

돌고 화색이 보이게 돼 희망을 갖게 됩니다. 이렇게 전신의 60조나 된다는 세포들이 일제히 영양과 산소를 요구하게 되니 걸식세포를 자극하게 되어 배가 고프게 됩니다. 식욕이 생기는 것이지요. 식욕이 없이는 강제로는 무엇인가 먹을 수 없는 일이지요.

이렇게 통증이 완화 되고 식사를 해 포만감을 느끼면 동물은 졸리게 되어 잠을 잘 수 있게 됩니다. 그것도 업어 가도 모를 정도의 숙면을 하게 됩니다. 숙면하는 동안 우리 몸에 아주 귀중한 호르몬과 효소를 생성 할 수 있는데 그중에서 성장호르몬의 생성은 매우 중요 합니다. 성장호르몬은 성장한 후에는 질병치료나 건강유지에 필요한 호르몬이기 때문 입니다. 통증이 완화되고 식사를 할 수 있으며 잠을 잘 수 있게 되면 암 환자가 아닌 한 인간으로 삶의 질을 높일 수 있게 되어 암을 극복하고 일어설 수 있다는 희망이 생깁니다. 치료는 필자가 주창한 4초조절법을 근간으로 암이 있는 통처를 중점으로 치료하신다면 건강을 회복하시고 생명을 연장하실 수 있을 것입니다. 용기를 내시어 뜸을 시도 해 보십시오.

＊유방암 4기 재발환자입니다. 온열암치료 해보신분 !!!!

Q. 안녕하세요? 제 친구가 홍콩 사람입니다.(43세,) 미국에서 7년 전 유방암 수술을 받고 항암치료를 받지 않고 요양을 했습니다. 3년 전 재발하여 1년 반 전에 홍콩에 돌아와 가족들과 시간을 보내면서 홍콩정부병원(호스피스병원)에 2주에 한 번 혈액 중 칼슘수치가 높아지면 입원 3-4일하다가 퇴원하곤 합니다. 키도 작고 뼈만 남았지만 기체조를 조금씩 하면서 지내고 가슴에 종양 같은 곳에서

피와 고름같이 계속 나오고 짓무른 곳이 안 낫고 매일 거즈를 갈아줘야 한답니다. 음식도 아주 소량 먹고 물을 자주 마시고 숨이 차고 걷기도 힘들어합니다. 전 잠시 한국에 나와 온열 암 치료비에 대해 알아봐 달라고 하는데 미국과 홍콩은 없는 걸로 알고 있습니다. 정말 말기 암 환자도 생존률을 높일 수 있나요?

치료받는다면 치료비가 얼마나 들까요? 너무 경제력도 힘든 상태라 걱정이 많이 됩니다. 제가 아는 것이 별로 없지만 답답하여 이렇게 질문 드립니다. 본인은 암 4기라고 하였습니다. 홍콩에 돌아올 때는 정말 거의 죽음 직전이었는데 지금은 조금 좋아져서 걸어 다닙니다. 꼭 답변 부탁드립니다.

A. 온열치료는 원적외선을 의미 합니다. 필자가 개발한 배달왕뜸은 쑥이 탈 때 엽록소가 타기 때문에 원적외선이 발생하고 쎄라믹 도자기가 열을 받게 되면 원적외선이 발생하지요. 원적외선이 피부에 조사되면 그 부위 세포의 미토콘드리아에서는 거대한 소용돌이가 발생합니다. 생명의 에너지인 기를 왕성하게 생성하게 되어 신진대사가 원활해지지요. 그래서 뜸을 하면 화색이 좋아지고 손바닥 발바닥 등 전신이 붉어지고 체온이 따듯해지지요. 이는 전신의 모세혈관이 확장되어 혈행이 왕성하진 이유 입니다.

제게 오셔서 1개월 치료를 받으시면 식사를 할 수 있고 통증이 완화되어 잠을 잘 수 있게 됩니다. 암 환자가 아닌 한 인간으로의 삶의 질을 높일 수 있습니다. 중요한건 삶의 질을 확보하는 것 입니다. 허약한 몰골에 삶과 죽음의 중간지대에 놓이게 되면 회복이 불가능 합니다. 우선 따뜻한 온열요법으로 체온을 회복시켜 주는 것이 급선무입니다. 체온 1도는 면역력 5배의 차이가 있다고 합니다.

*대장암 4기...

Q. 저희 아버지께서 대장암 4기 판정을 받으셨는데요.. 수술이 어렵다구 하는데.. 지금 복수가 너무 차서 힘들어 하시구요... 돈이 없으셔서 치료도 안받으시려구하는데.. 보험금도 병원비를 다 내고 영수증을 갖다 줘야 조금 나온다는데 이것마저 이용할 수 없습니다... 이렇게 방치되면 죽는 건가요...?

A. 용기를 내세요. 죽고 사는 건 하늘의 뜻이며 사람은 최선을 다할 뿐입니다. 병원치료가 여러 가지 사정으로 여의치 않으시면 왕뜸에 매달려 보십시요. 부친께서는 대장이 차가워서 설사와 변비를 교대로 하셨을 가능성이 높습니다. 장이 냉해지면 효소의 활성이 떨어져 면역력이 저하되고 다량의 독소가 발생하게 됩니다. 그래서 폴립이나 용종, 종양 등이 발생 합니다. 왕뜸을하여 다시 따뜻하게 데워 정상체온 이상을 회복하면 효소의 활성이 일어나 신진대사가 원활해지고 독소가 제독됩니다. 면역력이 높아져 암과의 싸워서 이길 수 있는 힘이 생기는 것입니다. 대장의 정맥혈엔 독소가 다량으로 포함되어 있는데 간장을 통해 제독 하여야 합니다. 때문에 간이 힘들어지고, 간으로 전이될 가능성이 크지요. 또 폐는 대장과 표리의 관계요 형제의 관계라 하였습니다. 에너지가 같아 대장에서 에너지가 필요하면 폐에서 빌려 씁니다. 그래서 폐가 약해지고 폐 또한 대장암이

전이될 가능성이 농후하여 간장과 폐를 함께 치료하여야 합니다.

뜸을 하면 통증이 완화되어 잠을 잘 잘 수 있습니다. 또 식사를 할수 있지요. 밥맛을 되찾게 되는 겁니다. 밥이 맛이 있어 먹은 음식은 배변 또한 용이하게 되어 있지요. 이렇게 통증이 경감되고 잘 먹을 수있고 잘 잘 수 있고 통변이 용이하면 환자가 아닌 한 인간으로의 삶의질이 회복되는 것이지요. 이렇게 3개월 6개월 1년 2년 지나면 암의 그림자는 물러가고 없을 수도 있지요. 경비 때문에 병원치료를 받지 못하는 것을 억울하게 생각 하지 마세요. 없는 사람은 없는 대로 살아갈방도가 있게 마련입니다. 그 대신 힘든 항암치료나 방사선 치료를 받지 않아도 되잖아요. 체력의 손실이 없으니 회복이 가능한 것이지요.마지막으로 부친께 왕뜸봉사나 열심히 하시는 효도를 행하시기 바랍니다. 당신의 효심이 부친을 살릴 수 있을 것입니다.

*뇌수막종 수술전 한방치료

Q. 할머니께서 뇌수막종 진단을 받으셨는데요, 한방치료하시는것으로 결정됐거든요. 수술전 뇌수막종 한방치료...가능한가요? 또 어떤 방법이 있고, 어떤 것으로 하면 좋은지도 알려주세요

A. 뇌 수막종으로 걱정을 하시는 군요. 우리 몸에 생기는 종괴는그 부위에서 계속적으로 발생하는 독소를 제독하여야 하는데용이하지 않아 하는 수 없이 한곳에 모아 저장을 해 놓은 독소 보관창고라고 보시면 됩니다. 할머님의 뇌속에서 독소가 발생하지 않고오장육부 특히 위나 장에서 독소가 뇌 속으로 유입되지 않는다면 뇌

수막에 있는 종괴는 자연히 소멸되리라 생각됩니다. 할머님은 위나 장이 냉 할 것입니다. 소화가 제대로 되지 않아 소화효소의 활성보다는 세균의 활동이 성해진 것입니다. 그로인해 독소가 많이 발생하고 뇌까지 영향을 미쳐 지금과 같은 뇌 수막종의 형태의 종괴를 갖게 된 듯 합니다. 이럴 때는 독소의 발생의 근원인 소화기 계통을 제독 활성화 시키고 독소에 오염된 혈액이며 장, 부, 그리고 뇌를 해독하여 대청소를 해주어야 합니다. 몸을 따뜻하게 데워줄 수 있는 배달왕뜸이 해답이 될 수 있을 것입니다.

이처럼 뜸의 연기 속에 들어있는 쑥의 영험한 기운은 우리 몸에 잘못되어 있는 현상을 원래의 모습으로 바꾸어 놓습니다. 원래의 유전정보를 확보해 잘못된 유전정보를 원래대로 고쳐 내는 복원력이 있습니다. 왕뜸은 많은 도움을 드릴 것 입니다. 집에서도 가족의 도움으로 얼마든지 시술이 가능합니다. 특히 모자용기는 뜸불을 모자용기에 넣고 쓰고 있으면 치료가 되는 편리함도 있습니다. 필자가 주창한 4초 조절법은 오장육부의 기능을 동시에 제고시키는 방법이므로 많은 도움 되리라 봅니다.

＊쑥좌훈 연기 쐬는것에 관한 질문~

Q. 질염에 쑥좌훈이 좋다고 해서 쑥 연기를 자궁에 쐬는데요~ 몇 가지 질문이 있어서 글 올립니다.

1. 한약재 파는 곳에서 뜸쑥용 쑥을 샀는데, 생각보다 가격이 너무 싼거 같아서요.. 혹시 중국산은 아닐런지...ㅠㅠ

2. 쑥 자체는 향기가 좋은데, 연기를 쐬는 순간 담배냄새 비슷하게

나는데요.. 쑥연기 냄새는 심한게 정상인가요~? 쑥연기에는,, 안좋은 성분은 없나요? 직접적으로 자궁에 쐬어도 괜찮은지요..?

3. 일주일에 1~2회 정도 하면 적당한걸까요?

4. 만약 질염증상이 있다면, 산부인과에서 질염 치료를 한 뒤에 쑥 좌훈을 하는게 나을까요? 아니면 쑥좌훈을 하면 질염이 바로 치료가 되는건지, 아님 예방이 되는 건지 궁금합니다.

A. 질염으로 좌훈을 하시고 계시군요. 쑥 연기에는 모기가 죽고 벌이죽고 바퀴벌레가 죽습니다. 질염을 일으키는 미생물은 살아 있기는 하나 쑥 연기 앞에서는 힘을 못 쓰지요. 쑥 연기는 우리 몸에 필요 없는 종양세포나 해로운 미생물의 숨을 쉬고 발전을 일으키는 미토콘드리아의 막을 붕괴시켜 사멸로 유도 합니다. 이는 필자가 UC 얼바인 의대 면역팀과 암을 연구하는 과정에서 알게 되었습니다. 현대 의학적으로 속수무책인 바이러스에는 쑥 연기가 대안 이지요. 쑥은 오래 된 것을 일품으로 칩니다. 맹자님도 '칠년지병에 구 삼년지애' 라 하여 오래된 병에는 3년 묵은 뜸쑥으로 뜸을 하라고 할 정도로 오래 묵으면 묵을수록 양질로 치는데 이는 오래 묵으면 숙성되어 약성은 높지만 화력이 약해 직접 뜸 하는데 좀 큰 쑥봉을 사용해도 참을 만 하기 때문이기도 합니다. 강화 쑥을 일품으로 쳐 주는 이유이기도 합니다. 국산 쑥은 인건비가 비싸서 고가가 아니면 만져볼 수 없습니다. 대부분 중국산으로 보시면 됩니다. 중국산도 산동성 이북 북위 35도 이북에서 생산되는 것은 양질로 칠 수 있습니다. 운남성 등 상하의 지역의 것은 질이 좀 떨어지지요. 여러 번 수확을 할 수

있기 때문이지요. 그러나 바이러스정도를 잡는 데는 별 문제 없다고
봅니다.

쑥 연기에는 비타민 미네랄 정유 치네올 푸라보노이드 등 우리 몸
에 아주 유용한 물질로 가득 합니다. 담배연기와는 다르게 쑥 연기는
생명의 연기라 할 수 있지요. 암중엔 폐암이 예후가 제일 좋다는 것을
생각 해 보시면 될 듯 싶습니다. 치료는 1시간 정도씩 3회에 효과가
나타나며 일주일이면 산부인과 검사를 해 보아도 결과가 괜찮을 것
이라 생각 합니다. 만에 하나 불충분한 경우 배가차서 그럴 공산이 농
후 합니다. 배에다 뜸을 하시면 되지요. 우리 몸의 체온이 1도가 내려
가면 면역력은 30%나 저하된다는 사실을 기억하시기 바랍니다. 따뜻
하게 왕뜸으로 체온을 유지 한다는 것이 얼마나 중요한가 짐작이 가
는 대목이구요.

＊장염 체질개선

Q. 저는 어렸을 때부터 장염을 아주 몸에 달고 살았습니다.
태어나서 얼마 되지 않아 장염으로 죽을 뻔한 적이 있었다고
부모님께 들었습니다. 그 후로도 일 년에 두 세 번씩은 이런 끔찍한
거사를 치르게 됩니다. 때문에 몸도 많이 허해지는 것 같고, 무엇보다
제가 운동을 하지 않으면 안 되는 입장이라서 운동하다보면 기력이
조금 달리는 느낌도 듭니다. 그래서 저는 식습관을 개선해 보려고 약
이주일 동안 채식만 하게 되었습니다. 그러나 며칠 전 일이 터졌습니
다. 장염증세가 시작된 것이지요. 썩은 냄새가 위에서 올라오고(쉰트
름) 물 설사가 시작된 것입니다. 지금은 병원에 다녀와서 증세가 호전

된 상태입니다. 식습관을 고쳐도 장염이 계속 유발 되는 것을 보면 이것은 분명 제 몸에 문제가 있다는 뜻 아니겠습니까? 지긋지긋하고 더러운 지병을 치료하려면 어떻게 해야 합니까?

ps. 소화도 잘 안 되는 체질입니다. 그래서 그런지 장염 하나만 걸리는 경우는 있는데 체하게 되면 무조건 장염과 같이 걸리게 되더라구요.

A. 위나 장이 냉해서 면역력이 저하된 게 문제 인 듯합니다. 패스트푸드나 잔류농약이 높은 음식이나 석유화학제품, 그리고 컴퓨터 등 유해 전자파가 좋지 않은 영향을 미치고 있다고 보여집니다.

장이 평균체온보다 1도 내려간 36도가 되면 수증기가 증발하지 못하고 응결하게 됩니다. 식은땀을 많이 흘리게 되고 35도가 되면 소화효소의 활성이 저하되어 면역력이 낮아집니다. 대신 세균이 소화가 덜 된 음식물을 분해하게 돼 부패하게 됩니다. 다량의 독소가 발생하게 되는 거지요. 그래서 썩은 냄새가 입에서 나게 되며 방귀도 냄새가 심하게 되지요. 이 독소는 두통에서 가래 알러지 천식 심혈관질환 간 혈액질환 비위나 장 그리고 장과 인접한 신장 방광 자궁 전립선등 전신적인 영향을 미치게 되어 항상 지치고 피곤하게 되지요.

또 패스트푸드나 화공약품 농약 그리고 생활주변에 피할 수 없는 석유화학제품에서 뿜어내는 각종 환경호르몬은 우리 몸을 약화시킬 뿐 아니라, 컴퓨터의 유해파인 양이온(양기)은 우리 몸의 생명의 원천인 음이온(음기)을 부족하게 만듭니다. 그래서 에스트로겐 호르몬은 과다해지고 프로제스테론 호르몬은 부족하게 돼 그 균형을 잃게 되지요. 또 성장호르몬을 먹여 기른 동물의 우유나 유제품이나 식품에는 에스트로겐을 더욱 강력하게 만드는 성분이 들어 있어 유방암이나 대장암의 발생 빈도를 높인다는 연구보고가 있습니다. 우유보다는 요구르트등 유기농제품을 가까이 하는 지혜를 발휘 하여야 합니다. 이런 땐 장에서 발생하는 독소를 해독 할 수 있고 몸을 따뜻하게 덥혀 정상체온을 유지하여 면역력을 높여 소화효소의 활성을 도모해야 합니다. 왕뜸이 훌륭한 대답이 됩니다.

뜸은 각종독소를 해독하여 체외 배출해 줌으로 간이나 신장은 할 일이 없어 휴가를 간 것과 같이 됩니다. 또 복부에 집중적인 뜸 시술로 복부를 따뜻하게 해주어 체온을 정상으로 끌어 올립니다. 따듯해지면 소화효소의 소화력이 최고조에 이르게 됩니다. 뜸을 하면 잠을 잘 수 있고 숙면만 하게 되면 귀중한 성장호르몬을 생성공급 받을 수 있게 됩니다. 질병의 치료와 체질의 개선이 이루어지게 되고 식사를 제대로 할 수 있어 영양의 불균형에서 해방 될 수 있게 됩니다. 모세혈관도 확장되고 맑아진 혈액으로 뭉쳐있던 적혈구가 흩어져 혼자만 통과하도록 설계된 모세혈관 속으로 영양과 산소를 공급 하게 되지요. 말단세포들의 미토콘도리아는 공급된 영양을 산소로 태워 발전을 일으켜 에너지를 얻고 생명활동을 왕성히 하게 돼 체온을 정상적으로 유지 할 수 있게 되어 활력을 다시 얻게 됩니다. 뜸치료는 필자가 주창한 4초 조절법으로 하시면 많은 도움 되리라 봅니다. 복부는 7구나 6구 받침이 좋을 듯 싶습니다.

＊아버지가 EBV 라는 바이러스에 걸렸어요..

Q. 저희 아버지가 얼마 전 서울 모병원에서 EBV 바이러스에 감염됐다고 판정을 받았는데요 치료방법도 약도 없다고 하니 답답하기만 합니다. 음주여부는 입에도 안 대셨어요. 열나고 아프신 지는 4, 5개월 정도 됐습니다

A. HIV(에이즈) HBV(B형간염) HCV(C형간염) EBV등 수많은 바이러스에 의해 감염되어 고생을 하게 되는 게 현실입니다. 이런 감염은 생체의 방어력인 면역력이 약화되어 일어납니다. 이는 몸이 냉해져 생리활성이 저하되고 그로 인한 호르몬이나 효소 미네랄 등의 균형이 깨어진 결과라 생각 됩니다.

자연계는 상생과 상극관계 등, 보이지 않는 질서에 의해 활성과 저하(견제)가 되며 수많은 기능들이 균형과 조화를 이어나가며 생명활동을 하고 있는 것이지요. 인체 또한 마찬가지로 상생과 상극의 관계를 엄격하게 유지하며 건강을 지키게 됩니다. 찬 기운은 이러한 질서 정연한 생명활동을 방해하게 되지요. 따뜻한 기운은 생명의 기운이요 찬 기운은 쇠퇴의 기운인 것이지요. 그래서 왕뜸이 대안이 됩니다.

인체는 섭씨 40도 전후가 가장 면역력을 증강 시킬 수 있는 온도라고 합니다. 42도 이상 되면 몸속에 침입한 여하한 해로운 미생물도 박멸되고 맙니다. 하지만 체온을 관리하는 갑상선은 죽을힘을 다해 체온을 올려 보지만 39.7도까지 올릴 수 있을 뿐 입니다. 그래서 선조들은 구들에 뜨겁게 불을 지피고 생강 파뿌리 무 등을 넣은 국을 훌훌 마시고 이불을 뒤집어쓰고 한숨 자게 합니다. 땀을 뻘뻘 흘리며 한숨

자고 나면 몸 속의 바이러스는 모두 박멸되어 있게 되지요. 이는 구들장이 돌로 되어 있고 진흙으로 발라 놓았으므로 세라믹이 많이 함유되어있다고 생각됩니다. 세라믹은 열을 받으면 원적외선이 발생 할수 있어 인체의 체온을 2-3도 높여 42도 이상을 유지 할 수 있게 됩니다. 순간적으로 바이러스라는 미생물은 박멸됩니다.

또한 필자는 U.C. 얼바인 주립대학 면역팀과 뜸으로 암을 연구하고 있으며 "Anticancer Research"지 〈27권 3891-3898페지/2007년〉에는 "왕뜸의 연기와 그 추출물로 유방암세포 자연사멸유도"란 논문을 공동으로 발표 한 바 있습니다.

1. 왕뜸연기는 유방암세포의 DNA의 나선을 한 가닥씩 절편 내 "뉴크레오티드" 단위의 쓰레기로 만들며 숨을 쉬고 발전을 일으키는 '미토콘드리아'의 막을 붕괴시켜 자연사로 이끕니다.
2. 항암제인 독소루비신과 뜸을 함께 하였더니 항암제의 부작용은 저하시키고 치료 효과는 2.7배 높인다는 것과 일반세포는 오히려 활성화 된다는 연구 결과 입니다.

   그동안 임상에서 각종 간염이나 간경화로 진행된 경우가 치유되었습니다. 이곳 엘에이의 마사지 팔로에 근무하는 여인들의 악성의 성병을 치유 시키고 어느 여인은 수십 종의 악성미생물을 보유하고 있었는데 완벽히 치유되었다는 USC의대 담당의사의 소견을 들을 수 있었던 케이스도 있었습니다. 이는 뜸 기운이 몸에 이로운 미생물은 보호하고 해로운 미생물은 붕괴시켜 자연사 시킨다는 것을 의미하며 U.C.얼바인의대 면역팀과의 연구에서 확인 할 수 있었던 것이지요. 왕뜸을 30일 전후 집중치료 후 병원 검사에서 거의가 만족할 만한 결과를 얻을 수 있었습니다. 초기에 집중치료로 기선을 제

압하지 않으면 바이러스는 변형이 되고 내성을 얻어 잡기 힘들어 집니다.

어느 연구 보고에서 지적 하였듯이 항암치료나 방사선치료는 그야말로 유리창에 앉은 파리를 잡기위해 해머로 내려치는 것과 같은 것입니다. 오로지 인체 스스로가 상생과 상극의 원칙에 의해 균형과 조화를 되찾을 수 있도록 자연치유의 거대한 왕뜸의 힘에 맡기는 게 타당하다고 봅니다.

＊기(氣)란 존재하는 것이며, 기가 막히면 어떤 증상이 나타나나여?

Q. 제가 고3 수험생인데여;ㅋㅋ 하루는 몸이 무거워서 가족이랑 찜질방에 땀 빼러 갔었거든여.? 찜질방에 들어가서 땀 빼고 있는데 이상하게 가슴부터 발끝까지는 땀이 많이 흐르는데 반비례하게 머리에는 땀이 거의 안 흐르더군요.. 주위사람 말로는 머리로 가는 기가 막혔다고 하면서 머리로 가는 기가 막히면 머리도 잘 안돌아가고 공부능률이 잘 안 오른다고 하더군요...; 어떻게 하면 되냐고 물어봤더니 침 맞으라고 하던데... 이 사실이 진짜가요??

A. 기라고 하는 것은 우리 몸을 지탱하는 에너지입니다. 폐에서 흡입한 산소와 소화기에서 만들어낸 영양소를 가지고 전신의 세포에서 숨을 쉬고 생명활동을 하며 체온을 따듯하게 온기를 유지하는 것을 기라고 이해하시면 됩니다. 사람이 병들면 차가워지며 병이 심해지면 싸늘해져 죽음을 맞이하는 거지요. 냉기는 혈액이 부족

한 죽음을 의미하며 온기는 혈액이 충만한 생명의 기운이라 할 수 있습니다.

말단세포 하나에는 수천 개의 미토콘드리아라는 숨을 쉬고 발전을 일으키는 장치가 있다고 하지요. 여기서 산소로 영양소를 태워 발전을 일으키어 온기를 얻어 왕성한 생명활동을 영위 할 수 있게 되는 겁니다. 이렇게 생성된 기는 경락이라는 통로를 따라 전신을 유주순행 하면서 혈액의 감시와 보급(산소와 영양소) 을 하지요. 또 막힌 곳이 있으면 뚫고 뭉친 곳이 있으면 헤쳐 원활한 혈행을 통해 전신세포의 미토콘드리아가 왕성한 생명활동을 할 수 있도록 하는 것이 기의 임무라고 보시면 됩니다. 기가 막히면 혈관이 막힌 것이고 정도의 차이는 있으나 그 혈관에 의지해 생명을 유지하는 세포들은 영양과 산소의 공급이 순조롭지 않아 불편 내지는 치명상을 입게 됩니다. 그러나 자연치유력은 어떻게든지 뚫어내고자 통증으로 신호를 보내 응원군을 요청하여 원상회복 시키고자 합니다. 급파된 응원군은 현장 복구를 신속하게 해 내게 되어 통증이라는 사고신호는 소멸되는 것 입니다.

님은 여러 정황으로 보아 장이 냉해 있는 듯합니다. 장의 온도가 정상의 1도 이하가 되면 수증기의 기화현상이 저하되고 응결현상이 생깁니다. 그래서 식은땀을 많이 흘리게 되구요. 2도가 저하되면 소화효소의 활성이 덜어져 면역력이 약화되어 세균이 소화가 덜 된 음식물을 부패하게 되어 변비나 설사를 동반하게 됩니다. 장에서는 다량의 독소를 생산하게 되어 오장육부는 물론 정서에도 영향을 미쳐 불면이 생기고 학습능력이 덜어지기도 합니다. 중요한건 위나 장을 따뜻하게 뜸을하여 장에서 독소의 생성을 막아야 합니다.

*기침 가래가 한의원에가면 완치 가능한가요?

Q. 제 동생이 기침을 심하게 하고 가래도 많이 나와요. 병원을 많이 다녔는데도 잘 안 낳는데 한의원에 가면은 기침가래가 빨리 낳을 수있나요?

A. 동생이 몇 살인지 궁금하군요 . 연령에 따라 처방이 다르기 때문 입니다. 100일에서 3살까지는 배꼽 한혈만을 사용 가능하구요. 3살부터 5-6세 까지는 배꼽 뒷면 명문 혈과 견갑골사이 신주혈로 모든 질병이 치유됩니다. 이 시기엔 아직 혈 자리가 완성되지 않아 혈 자리로서의 기능을 제대로 하지 못하는 관계로 다른 곳엔 침이나 뜸을 하여도 치료의미가 없는 겁니다. 6세에서 12세까지는 체격을 보아가며 치료해야 하는데 신주 명문혈의 가운데에 뜸기를 하나 더 올리면 소화기 장기를 자극 할 수 있을 것이구요. 12살 즉 여자는 첫 경도가 시작되고 남아는 수염이 푸릇푸릇 보이면 모든 혈 자리가 완성되어 그 기능을 할 수 있게 돼 성인과 같이 필자가 주창한 4초 조절법으로 치료하여야 합니다.

배달왕뜸은 기침이나 가래에 매우 좋습니다. 미생물이 폐에 침입하면 우리 몸은 열을 올려 침입자를 잡자고 하지만 해열제로 열을 떨어뜨리면 미생물을 잡을 수 없게 되지요. 그 미생물도 먹어야 되고 싸야 되며 우리 면역세포와 전쟁을 치르는 동안 피아의 전사가 있게 되어 노폐물이 늘어납니다. 이게 가래며 이를 몸 밖으로 내 보내려는 생리현상이 기침입니다.

병원치료를 받아봐야 효과가 없는 것은 병원이 가지고 있는 항생제로는 바이러스라는 미생물을 잡을 수 없습니다. 면역력을 높여 미생물을 섬멸하지 않으면 안 되지요. 체온이 1도가 높아지면 면역력은 5배나 증가한다는 사실은 필자가 U.C. irvine의과대학 면역팀과 암을 연구하는 과정에서 알게 된 것 입니다. 왕뜸으로 몸을 따뜻하게 하여 체온을 높이는 길이 최선의 방책이 됩니다. 쑥 연기나 쑥 법제 농축물엔 암세포나 바이러스 감염세포막의 수용체를 갖고 있어 세포막을 열고 들어가 이상세포의 DNA를 절편내고 발전소인 미토콘드리아를 붕괴시켜 자멸하게 합니다.

과거 선조들은 손자가 감기 들면 생강 마늘 파뿌리를 함께 끓여 훌훌 마시고 구들장이 뜨겁게 불을 지피고 땀을 흘리며 이불을 덮고 자게 하였습니다. 인체가 올릴 수 있는 체온은 39.7도라 합니다. 이때 면역력은 최고조가 되지요. 미생물이 죽는 온도는 42이며 구들장에서 발생한 원적외선은 체온을 순식간에 42-3도로 올려 순간적으로 몸속에 침입한 감기바이러스를 섬멸시키는 지혜를 발휘했던 것 이지요. 감기로 열이 난다고 해열제 주사를 맞는 것은 의미가 없습니다. 놔두면 제 몸이 알아서 싸워 이길 수 있습니다.

＊사구체 신염

Q. 제 남편이 어제 병원에서 사구체신염(혈관 내피 증식성)이라는 진단을 받았네요. 의사 선생님 말씀으론 사구체신염 중에서도 희박한 종류라고 하십니다. 치료하기도 참 어렵다고 하십니다.

앞이 캄캄하네요. 그래도 아직 혈액투석 받을 단계는 아니라고는 하니 그나마 안심이네요. 한방으론 어떻게 치료가 안 될까요?

A. 사구체신염이시면 크리아티닌 수치가 어느 정도 되시지요. 그동안 임상에서 왕뜸을 하면 크리아티닌 수치가 개선 되었습니다. 이는 신장의 기능이 좋아진 걸 의미 합니다. 사구체신염을 앓고 계신 분은 메식메식 토 할 것 같은 증상을 호소하거나 혈압이 갑자기 변화가 오기 쉽고 팔 다리에 불시에 쥐가 나 고역을 치르기도 합니다. 하지만 왕뜸은 이러한 증상을 모두 개선시킬 수 있습니다.

님의 남편은 장이 찬 것이 원인이 되어 신장도 차게 된듯합니다. 신장의 기운이 떨어져 사구체의 염증을 호소하게 된듯합니다. 장내 온도가 36도 이하면 수증기가 응결현상이 되어 땀이 많이 나게 됩니다. 35도면 소화효소의 활성도가 떨어져 소화가 제대로 되지 않아 음식물을 세균이 부패 시키게 되어 다량의 독소가 발생 합니다. 그래서 위가 부담을 받게 되고 간은 독소가 많은 정맥혈을 제독하기가 힘들어집니다. 작은 일에도 짜증을 내게 되지요. 혈액은 자연히 탁해지고 혈관 벽에는 노폐물이 쌓이게 됩니다. 혈관이 좁아지게 돼 혈행이 느리게 되고 활성산소 등에 공격당한 혈관 벽은 경화가 오게 됩니다. 그래서 세 동맥에 문제가 생기고 심장의 관상동맥에도 문제가 있어 협심증 등의 증세로 고생하게 됩니다. 신장의 사구체에도 경화가 생겨 혈액의 정화가 제대로 되지 않아 염증이 생기게 마련입니다. 그런데 신장의 사구체는 한번 손상되면 다시 재생되지 않는다는데 문제의 심각성이 있는 거지요.

이런 경우는 장이 냉한 것이 원인입니다. 때문에 장을 따뜻하게 데워 주면 장의 소화효소가 활성화되고 면역력이 제고됩니다. 뜸의 고유한 기능인 해독을 할 수 있게 돼 모세혈관의 경화가 풀려 탄력을 되찾게 됩니다. 전신세포의 생명활동이 원활해지고 모세혈관으로 적혈구의 원활한 산소와 영양의 공급으로 말단세포의 미토콘드리아에서 발전을 일으킵니다. 정상적인 체온을 유지 할 수 있게 되어 왕성한 생명활동을 할 수 있게 되지요. 3-5개월 이렇게 치료를 하고 병원에서 검사를 해보면 기적을 보게 되실 겁니다. 다시 말해 크리아티닌 수치가 거의 정상수준으로 개선될 수도 있는 것입니다. 크리아티닌 수치를 개선시키는 방법은 아직 아무도 할 수 없는 일입니다. 그래서 투석에 의존하기만 하는 게 현실이지요. 필자가 주창한 4초 조절법으로 시술을 하시면 많은 도움 되리라 봅니다.

＊오랜 설사로 고생

Q. 저는 장이 정말 안 좋습니다. 나이는 28살이고 20살 때부터 설사로 고생했습니다. 특히 아침이 좀 심하고 출근길은 항상 마음이 불안합니다. 한약을 먹어도 소용없습니다. 설사에 좋은 차가 있거나 성질이 따뜻하여 설사하는 사람에게 좋은 음식 종류가 있으시면 자세하게 소개 좀 부탁드립니다.

A. 오랜 설사로 고생이 많으시네요. 설사는 비위나 장이 차기 때문에 생기는 것입니다. 비위나 장을 따뜻하게 데워 주는 방법으로 치료하면 설사가 멎게 됩니다. 비위나 장이 차면 소화효소의 활

동보다는 세균의 활동이 강해져 독소가 다량 발생하게 되어 방귀가 자주 나오게 되지요. 위에도 독소가 쌓여 염증을 유발 하게 되고 간은 장의 독이 많은 정맥혈을 해독하느라 스트레스를 많이 받게 돼 작은 일에도 짜증을 내게 됩니다. 혈액이 탁해져 동맥에 노폐물이 쌓이게 되어 심장에 부담을 주고 폐도 독소로 인해 기침과 가래를 호소하다 알러지나 비염의 원인이 되기도 합니다.

신장도 차가워져 기능이 떨어지게 되어 허리가 아프고 소변이 시원하지 않게 될 수도 있습니다. 또 머릿속으로 독소가 들어오면 어지럽고 기억력이 저하되어 학습능력에 지장을 주며 각종 호르몬이나 효소의 생성에 영향을 미쳐 성장의 장애를 받기도 하지요.

이런 경우 왕뜸을 꾸준히 하면 2-30회 치료로 확실히 개선 될 수 있습니다. 뜸은 혈액을 맑게 해 주고 혈관을 청소해 주어 모세혈관이 확장 됩니다. 그리고 오랜 만성질병으로 고생하신 분은 거의 다 적혈구가 절반정도는 몇 개 씩 뭉쳐있어 혼자만 통과 할 수 있게 설계된 모세혈관 속으로 영양과 산소를 공급할 수 없게 됩니다. 그러나 뜸이 연소하는 동안 뜸기의 세라믹과 쑥의 엽록소에서 원적외선이 발생하고 그 원적외선에 의해 체액이 육각수로 분해되면서 적혈구도 흩어지게 되어 모세혈관 속으로 영양과 산소를 공급 할 수 있게 됩니다.

말단세포의 미토콘드리아에서는 공급된 산소로 영양을 태워 발전을 일으켜 에너지를 얻게 되어 정상적인 체온을 유지 할 수 있게 되면 오장육부의 기능이 정상을 유지하면서 설사가 아닌 바나나 덩이 같은 한줄기의 변을 시원하게 보실 수 있게 됩니다. 먹고 자는 거 못지 않게 배설 또한 매우 중요한 생리활동 이지요. 왕뜸에 1-2달 매달려 보세요. 기대해 보실 만 하실 것입니다. 여의치 않으실 땐 쑥환을 강화군청에 부탁해 구해 드시는 것도 한 방법 입니다.

*자궁이 차다고 해서요(불임)

Q. 전체적으로 몸에 열은 많은데 더위도 잘 타구요 살두 있는 편이구요. 근데 속이 차다고 합니다..... 손발에는 열이 많고 땀도 잘 흘리고 그런데 속은 차다니 조금 믿을 수는 없습니다..... 하체 비만이구요. 다낭성 난소증후군으로 임신목적 치료받는 중입니다... 배란일을 받아도 임신이 되지 않으며 병원에서 배란일을 받아서 난포가 터졌는데도 생리를 하지 않았다가 얼마 전에 나왔습니다. 자궁이 차고 속이 차다는데 어떻게 해야 몸을 따뜻이 할 수 있나요.... 잠도 많이 자는 편이 아닙니다... 워낙 예민하고 잠이 없는 편이라.... 약간 신경질 적이고 화도 잘 내고 풀기도 잘 풉니다...... 포기도 쉽고 도전도 쉽습니다....ㅠㅠ 임신을 하고 싶고 살도 빼고 싶은데... 마음처럼 쉽지가 않습니다.

A. 위와 장이 냉해서 신진대사가 위축되면 노폐물이 쌓이게 되고 자연히 면역력이 떨어지게 되지요. 장의 냉증은 신장과 방광 자궁의 냉증을 유발 하게 되지요. 그래서 허리가 아프게 되고 소변에 문제가 생기기도 합니다. 그동안 유입된 인스턴트 식품이나 농약 등에 오염된 식품들의 화공약품은 그 구조가 여성호르몬이나 일부 효소와 구조가 비슷합니다. 속아서 사용하게 된 자궁은 여러가지 기능에서 문제가 발생하지 않을 수 없게 됩니다. 자궁은 내막이라는

아기가 자랄 카펫을 매달 준비해 보지만 매달 맺히지도 제대로 치우지 못해 점점 쓰레기가 쌓이게 마련입니다. 그래서 자궁내의 기혈순환의 문제가 생겨 생명 중추에 고통(생리통)을 호소하지 않고서는 자궁의 쓰레기 청소가 제대로 되지 않는 것입니다. 자궁내의 온도가 35도이하면 정자가 얼어서 수영을 할 수 없게 됩니다. 36도에선 수태는 가능하지만 태아의 건강상태가 좋지 않고 자궁 내 온도가 37도로 정상을 유지 할 때 정상수태와 순조로운 분만이 이루어지는 것입니다.

섣불리 수태를 원할게 아닙니다. 자궁을 완벽하게 깨끗하고 따뜻하게 하기 위해 오장육부를 건강한 상태로 만드는 것이 급선무라 하겠습니다. 그래야 태어나서 항상 남의 선두에서 지휘하는 동량을 생산 하실 수 있게 되는 것이지요. 잉태는 자궁이 깨끗해야 됩니다. 또 따뜻해야 혈행이 제대로 되며 신진대사가 이루어집니다. 그래야 효소나 호르몬의 활성도가 높아져 생리가 활성 됩니다. 이는 말단세포의 미토콘드리아에서 공급된 산소로 영양을 태워 에너지를 얻고 생명활동을 왕성하게 하며 따듯한 체온을 유지 할 수 있게 되기 때문 입니다. 체내의 독소를 해독하고 생리를 활성화 시키는 방법으로는 배달왕뜸이 그 해답 입니다. 그동안 수많은 불임의 환우들이 왕뜸으로 출산의 꿈을 성취 하였습니다. 이는 동의보감에도 뜸을 하면 반드시 잉태한다, 라고 하였던 것의 입증이라고 봅니다. 뜸은 자궁뿐 아니라 전신의 체온을 높여 누가 보아도 건강미가 넘치는 활력을 느낄 수 있게 해 줍니다.

*B형 간염 보균자 급성 간암 환자입니다.

Q. 성별 : 여성, 나이 : 50세, 신장 : 163cm, 몸무게 : 55kg
병력 : 2008년 11월 간암 판정, B형 간염 보균자, 현재 급성 간암환자(2차례 색전시술)

어머니의 상태는 위와 같습니다. 수술, 혹은 간이식까지도 생각하고 있습니다. 하지만 간염 보균자의 경우 간암 수술 성공 사례가 무척이나 적다고 들었습니다. 간암에 대해서 실전적이고 현실적인 경험이 있으신 의사 분들의 설명을 듣고 싶습니다. 그냥 잘 될 겁니다, 희망을 가지세요 라는 말 보다는 현 의료 기술에 준거한 설명을 듣고 싶습니다.

A. B형 간염에서 간 경화로 진행 되었다면 우선 B형 간염을 치료하는 방법이 아니고서는 수술이나 이식 모두 의미가 없다고 봅니다. 원인균인 바이러스를 퇴치하지 않고는 언제고 재발을 할 수 있는 것 입니다. 현대의학적인 항생제로는 바이러스를 잡을 수 없습니다. 그래서 간염이 심해지면 암으로 발전하지 않았어도 항암제로 항암 치료를 하여 바이러스를 퇴치하고자 하는 걸 종종 보게 됩니다. 그러나 독 중에 독이라는 맹독의 항암제에도 바이러스는 끄떡도 하지 않습니다. 필자는 20 여년이상 뜸으로 암치료에 매달리고 있으며 캘리포니아 주립대학인 U.C. Irvine 의과대학 면역팀과 암을 연구하고 있습니다. 유방암과 폐암의 연구를 마치고 "Anticancer Research" 〈27권 3891-3898페지/2007〉에 논문을 발표한 바 있습니다. 간염에서 간암으로 위염에서 위암으로 방광염에서 방광암으로

자궁염에서 자궁암으로 만성염증으로 오랫동안 고생하지 않고서는 암세포로 돌연변이 되지 않습니다. 그래서 필자는 바이러스를 잡을 수 있는 방법으로 암에 대처하라고 주장하는 것 입니다.

간암 세포 속에는 바이러스가 거의 다 존재 한다고 보아야 합니다. 또 암으로 발전되지 않은 세포 속에도 간염 바이러스는 생존하고 있지요. 그런데 수술이나 이식이 무슨 효과가 있을까요? 새로운 간세포로 이식을 한다 해도 보유하고 있는 간염 바이러스는 하룻밤이면 모든 이식한 간세포를 전염 시킬 수도 있다는 것이지요.

필자는 간염의 형태에 관계없이 많은 환자를 접 해 보았습니다. 어떤 환자는 간염 때문에 보건증을 교부받지 못해 취업을 못하다가 필자의 치료로 보건증을 교부받아 당당히 취업을 하기도 하였습니다. 어느 국영기업의 간부는 필자의 치료로 간경화까지 진행된 간염이 퇴치되니까 지방에 거주하는 장인 어른이 친구들과 함께 필자의 사무실을 방문해 사위의 간경화를 고쳐준 분이라고 뜸 치료를 받으러 버스를 대절하여 상경한 경우도 있습니다. 15년 전 B형 간염에서 발전된 간암이 좌엽과 우엽에 있어 수술은 할 수 없다하여 6개월의 뜸 시구로 한쪽은 없어지고 한쪽은 절반으로 줄어들어 수술을 하고 건강을 회복한 경우도 있습니다.

이곳 LA의 종합병원 간염센타의 현명한 의사는 자신의 환자가 여러 가지 검사 항목에서 괄목할 만한 개선이 되면 자신이 처방한 약을 중단하고 뜸을 2-3개월 더 해본 후 검사를 해보자는 경우도 있지요. 이렇듯 열린 마음의 소유자인 앞서가는 의사는 뜸을 인정하여 간염을 공동으로 연구하기 시작 하였습니다. 뜸 기운은 간염 감염세포막의 수용체를 가지고 있어 세포막을 열 수 있어 나선의 유전자를 절편 내 정보의 쓰레기로 만들고 미토콘드리아의 막을 붕괴시켜 자멸하게 합니다. 뜸으로 간염 바이러스가 퇴치되는 이유가 밝혀진 거지요.

필자가 주창한 4초 조절법으로 치료하며 양쪽 옆구리를 시구하면 통증이 완화되고 잠을 잘 수 있습니다. 자고 나면 허기를 느껴 식사를 할 수 있게 됩니다. 환자가 아닌 한 인간으로 삶의 질을 회복할 수 있게 됩니다. 이런 세월이 1-2년 지나 각종검사를 해 보면 아주 건강한 오장육부를 갖고 있게 되지요. 마라톤 경주를 시작하는 심경으로 한 발 한발 꾸준한 끈기로 이겨 내 시기 바랍니다.

＊불면증 치유방법~

Q. 현재 아버지께선 극심한 불면증에 시달리고 계십니다.

1. 직업: 2년 전 은퇴하시고 현재 주 3일 일반직(가끔 활동량 많음)

2. 복용약: 현재 정신과 상담 결과 정신적은 스트레스가 원인으로 진단. 정신과에서 조제약(수면안정제?) 복용하고 있음(내성없다고함)

3. 취침시간: 22시~01시 반 정도... (약 2시간 정도 수면)

4. 기타 특이 사항

아버지께선 정신과 상담 및 건강검진으론 뚜렷한 원인 없으셨습니다. 현재 몸 상태는 2009/6/15 백내장 수술 받으셨으며, 아버지께서도 인정하신 정신적인 스트레스 문제인 것 같다고 하셨습니다. 요즘

들어 정신적 육체적으로 정말 좋고 편안해 지셨다고 하셨으나, 여전히 숙면과는 거리가 멀어 일찍 잠을 청하셔도 새벽 12시 반~1시 반 정도면 자동적으로 깨진다고 하시네요. 그러고선 전혀 잠을 주무실 수 없다고 합니다.

여기서!! 평소 물도 적당히 잘 드시며 취침 전 소변을 보시고 주무신답니다. 저녁10시 이후론 물도 안 드신다는데 희한하게 새벽에 깨실 때 꼭 소변이 마려우시 답니다. 그러고선 다시 잠을 청하실수 없다고 하네요. 꼭 새벽에 소변이 마려우시다니요. 현재 매일 2시간씩 걷기 운동을 하고 계시나(육체적피로) 큰 도움이 안 된다고 하시네요 요즘 많이 야위신 아버지를 생각하니 정말 가슴이 아프네요.. 좋은 상담 부탁드립니다

A. 불면증으로 고생하고 계시군요. 님의 부친께선 위나 장이 냉할 것입니다. 장이 냉하면 소화효소의 활성이 저하되고 그로 인해 면역력이 떨어지게 마련입니다. 그렇게 되면 자연히 소화가 덜된 음식물을 세균이 분해하게 되어 부패하게 되지요. 부패된 음식에서는 다량의 독소가 생산 됩니다. 이 독소는 위장에 영향을 주어 위염이나 궤양을 일으키고 피를 탁하게 만들고 혈관에 노폐물을 쌓이게 되어 혈관이 좁아지게 됩니다. 또 많은 활성산소가 발생해 모세혈관을 공격해 출혈을 일으키고 그래서 모세혈관의 경화가 생겨 혈관은 더욱 좁아지게 마련입니다. 점도가 높은 혈액은 적혈구를 몇 개씩 뭉쳐지게 해 혼자만 통과 되도록 설계된 모세혈관으로 영양과 산소를 공급 할 수 없는 적혈구가 많아지게 되지요. 그래서 말단세포는

영양의 부족으로 활력을 잃게 되지요. 영양이 부족한 말단세포들은 수 없이 영양공급을 요청하지만 제대로 되지 않아 계속해서 영양과 산소를 보내 달라는 요구를 하게 되어 각종 스트레스가 발생하게 되어 낮에 활성 하는 교감신경이 활성하지요. 그래서 잠을 잘 수 없게 됩니다. 밤에는 부교감신경이 활성 하여야 편안하게 잠을 잘 수 있습니다.

그러나 뜸을 하면 속이 따뜻해져 세균의 활동은 저하되고 소화효소의 활성으로 독소의 생성이 줄어들고 뜸의 해독작용으로 점도 높은 혈액이 깨끗하게 정화 돼 뭉쳐있던 적혈구가 하나하나 흩어져 모세 혈관 속으로 영양과 산소를 공급 할 수 있게 됩니다. 말단세포들은 충분한 영양과 산소를 공급 받게 됩니다. 말단세포의 미토콘드리아에서는 공급된 영양을 산소로 태워 발전을 일으키고 에너지를 얻게 돼 체온을 유지할 수 있고 왕성한 생명활동을 하게 됩니다. 이렇게 말단세포의 포식은 포만감을 느끼게 해주고 식곤증을 느껴 잠을 잘 잘 수 있게 되지요. 자고 나면 허기를 느껴 식욕이 돌아 식사를 할 수 있게 됩니다. 이렇게 먹어야 잘 수 있고 또 자야 먹을 수 있는 것입니다. 주무시다 깨는 것은 세포가 배가 고파 깨는 것이며 소변을 보게 되는 것은 자고 일어나면 소변을 본다는 기억 때문이라 보여 집니다. 그러나 뜸을 꾸준히 하다보면 그런 기억이 지워져 잠들면 아침까지 숙면할 수 있게 됩니다.

그동안 임상에서 일주일에서 보름이면 몇 년씩 수면제를 먹어야 잠을 자던 사람도 수면제 없이도 잠을 잘 잘 수 있었습니다. 왕뜸이 만병에 좋다하는 것은 오직 환자를 숙면하게 할 수 있기 때문이라고 생각합니다. 사람은 숙면할 때 성장호르몬을 비롯한 각종 효소가 생성되기 때문입니다. 그래서 생리가 활성 되고 신진대사가 원활해져 생명활동이 왕성해지면 몸속의 잔병이 하나 둘 모두 자연치유 되는 것입니다.

＊왼손이 저립니다. 특히 약지에 힘이없음 (마비, 저림증상)

Q. 왼손이 저리고 특히 새끼손가락이 심하고 물건을 집을 때 힘이 없음

A. 나이가 들어 왼팔이 저리고 특히 새끼 손 가락과 두 번째 손가락이 저리고 감각이 없게 되면 풍이 진행하고 있다는 걸 의심해야 합니다. 새끼손가락은 심장과 소장이 에너지를 보내 주어야 하는데 심장이나 소장에서 에너지 지원이 제대로 되지 않기 때문입니다. 이는 심장 자체가 힘들어 자기의 지배영역으로 기혈의 지원을 할 수 없게 되기 때문이지요. 혈액에는 어혈이 많이 쌓여있고 혈관에도 콜레스테롤 등 지방질이 내벽에 많이 쌓여있어 혈행이 느려지고 그래서 기혈순환이 지장을 받게 되어 자기경락에 기혈공급이 불충분하게 되는 것이지요. 우선 혈액을 맑게 하여야 합니다. 그래야 기혈순환이 순조로워 새끼손가락의 저림도 해결됩니다. 다시 말해 중풍의 전조증상이 해결된다는 말씀 입니다. 왕뜸이 많은 도움을 드릴 것 입니다. 왕뜸전문 한의원을 방문하셔서 도움 받으시기 바랍니다.

님의 지금 손가락의 문제는 나타난 문제일 뿐 뇌혈관 심장의 관상

동맥 콩팥의 사구체 하지의 정맥혈관등 허약해지고 문제가 있는 곳은 전신적이라 볼 수 있습니다. 그래서 왕뜸으로 피를 맑게 하고 독소를 해독하여 몸속을 대청소 하여야 합니다. 필자가 주창한 오장육부와 신경정신계의 기능을 동시에 제고시키는 4초 조절법이 많은 도움 드릴 것으로 생각 됩니다.

* 아 정말 몇 달째 너무 간지러워 미치겠어요 (피부병)

Q. 5개월 된 증상입니다. 처음에는 배 있는 쪽이 간지럽기 시작해서 막 긁었습니다. 그러더니 아래로 번졌는지 불알 쪽도 간지러워서 엄청 긁었구요.. 그렇게 또 잇다가 하반신 다리 까지 다 긁어서 그런 건지 긁은 자리마다 빨간 점 같은 것들이 엄청 피어있더니 시간이 좀 지나고 나니 다 흉터가 되더라구요. 갈색으로 다 변한 상태이고, 처음에 이때까진 옴인 줄 알고 옴 치료를 몇 번 받아 봤구요 .. 전혀 소용이 없드라구요 ... 간지러움 완화제만 잠시 효과가 있지 안 먹으면 그날 새벽이나 다음날 아침에 엄청난 고통에 시달리고 ..ㅠㅠ

이렇게 여기까진 다리까지였는데, 윗 쪽으로 또 번졌는지 뒷통수 쪽 두피도 엄청 간지럽기 시작했구.. 주로 간지러운 곳은 성기 있는 곳으로 고정이 되었구요 .. 가끔 성기에 이상한 빨간 뾰루지 같은 게 올라 오는대 ;;불알 쪽에 날 때도 있구요 .. 귀두 부분에 날때도 있고요 ... 한의원을 가면 이런 거 잘 봐줄까요 ?ㅠㅠ

A. 피부병으로 고생이 많으시군요. 피부의 문제는 오장육부의 문제 입니다. 특히 위나 장이 냉하게 되어 독소가 다량으로 발생하는 경우가 많지요. 배가차면 소화가 제대로 안되어 세균이 성해지게 마련입니다. 위나 장의 온도가 35도쯤 되면 소화효소의 활성은 감소하고 세균의 활동이 왕성해 집니다. 소화가 덜된 음식물을 부패시키는 것이지요. 그래서 다량의 독소가 발생하게 되어 오장육부가 해독을 위해 고역을 치르고 피부 또한 독소의 배출을 위해 고생을 하게 됩니다. 배가 먼저 가렵기 시작한 것은 장에서 독소를 내 보내기 위한 것이고 이젠 전신적인 문제가 된 것은 오장육부의 문제로 대두한 때문 입니다. 특히 생식기와 그 주변이 가려운 것은 이 부분이 간의 지배 영역으로 간의 해독작용과 관계가 있기 때문이지요. 좁쌀 같은 발진이나 뾰루지 같은 발진은 독을 내보내는 통로를 만들어 놓은 것으로 독소가 다 빠지면 없어질 것입니다만 손톱으로 긁는 과정에서 세균에 감염될 수도 있습니다.

우선 쑥 연기를 쐬어주면 가려움증은 극복될 것입니다. 배를 따뜻하게 데워주고 오장육부의 기운을 동시에 제고시키는 치료법을 행해야 효과를 볼 수 있습니다. 체온이 정상을 유지하기만 해도 소화효소가 활성 되어 소화가 제대로 되고 백혈구 적혈구 혈소판 림프구등이 생성이 순조로워 면역력이 높아집니다. 또 뜸의 해독작용에 의해 젖산이나 활성산소 등이 분해 배설되어 전신적인 청소가 이루어지며 따뜻한 장에서는 독소가 생성되지 않으니 몸 전신의 해독이 이루어지는 것입니다. 치료를 위해서는 작은 방의 문을 닫고 뜸을 7-10여개 피워 놓고 옷을 벗고 연기를 쐬게 해 혹시 있을 감염원인 세균이나 바이러스를 박멸하는 것이 첫 번째입니다. 두 번째는 화장실 변기의 물 위에 알미늄 호일을 띄워놓고 그 위에 쑥을 뭉쳐 불 붙여놓고 걸터앉아 연기를 쏘이면 생식기와 그 주변의 염증을 모두 물리칠 수 있습니다. 그리고 필자의 4초 조절법에 의해 왕뜸을 하면 한달 이내에 치유되는 기쁨을 얻게 될 것입니다. 필자가 개발한 뿌리는 뜸 막시원이 가려움증 염증 근육통에 효과적입니다.

3. 뿌리는 쑥뜸 막~시원

쑥뜸은 옛 부터 일구 이침 삼약이라 하여 한의학 치료의 핵심 이었으나 화상을 입기 때문에 막상 시술을 받고자 하여도 주저하게 될 뿐이었습니다.

필자는 80년대 중반 한국 최초 간접 뜸인 배달왕뜸기를 개발하여 화상의 걱정 없이 오랫동안 시구할 수 있어 난치나 불치병에서 해방될 수 있는 길을 열었습니다. 그러나 연기와 냄새가 너무 심한 단점이 있어 일반인들이 행하기에 쉽지 않았습니다. 하지만 쑥뜸의 약효는 연기와 쑥 법제 농축물에 있었습니다.

2005년부터 U.C. Irvine 의대 면역학 교수팀과 쑥 연기와 농축물로 암을 연구하였습니다. 공동으로 작성한 논문에서 쑥 연기나 쑥 농축물이 암세포를 자살로 유도되는 그래프를 확인했습니다. 그 연구를 기반으로 쑥의 농축물을 활용하는 길을 7-8년의 임상 끝에 자신있게 "뿌리는 쑥뜸" "막~시원=moxiwon"으로 열게 되었습니다. 막

~시원은 FDA 공인 검사기관인 "ABC Testing"의 항염검사에서 우수한 천연물 항생제라는 평가로 "MSDS" 즉 안전성검사를 통과 하였습니다.

막~시원은... 입 냄새나는 부위에 뿌리세요! 각종음식물 찌꺼기, 부유물, 잇몸염증의 원인인 "무탄스균" 각종세균, 곰팡이류, 바이러스, 수퍼박테리아 등이 제거되어 냄새 사라짐

막~시원은 어디고 가려운 부위에 뿌리세요!

막~시원은 아리고 쓰린 상처에 뿌리세요!

막~시원은 결혼을 앞둔 신부의 스트레스성 뾰루지에 뿌리면 다음 날 좋아집니다.

막~시원은 요리 중 튀김 기름이 튀어 얼 얼 하는데 좋습니다.

막~시원은 염증에 좋구요, 특히 진물이 나는 염증에 잘 듣지요!

막~시원은 항문출혈에 솜에 묻혀 밀어 넣어두면 출혈이 멎습니다.

막~시원은 성장 통에 듣습니다. 근육통에 효과적입니다.

막~시원은 쥐나는 곳에 뿌리고 자면 쥐를 예방합니다.

막~시원은 모기 벌레에 물려 가려운 부위에 뿌려주세요!

막~시원은 수면 중 벌레에 잠 설칠 때 침대 주위에 뿌려주면 숙면 OK!

막~시원은 혈당검사 등으로 피부의 상처와 쓰릴 때 좋습니다.

막~시원은 발가락사이나 발바닥 염증이나 뒤꿈치 각질, 염증에 좋습니다.

막~시원은 욕창 등 항생제가 듣지 않는 오래된 수퍼박테리아 염증

에 좋습니다.

막~시원은 비듬 겨드랑이 사타구니 음부 가려움증에 좋습니다.

막~시원은 냉 대하 등 염증에 좋습니다.

막~시원은 불편한 부위에 뿌려주면 역겨운 냄새 가려움증 염증 성
장통 운동, 등산으로 인한 근육통, 특히 진물 나는 염증에 좋습니다.

＊환부에 막 시원을 뿌리면

도포시 원적외선 발생, 피하심층 쑥 기운 유입, 피하세포의 소용
돌이 발생, 피부세포 미토콘드리아 발전력 시동, 다량의 에너지 생산

충분한 발전량(기)은 혈액을 따뜻하게 온후하고 혈관을 확장하
며 혈행을 촉진하여 노폐물을 배출시키고 혈액을 정화하며 신진대사
를 왕성하게 합니다.

노폐물이 분해 배설되고 유해산소(SOD)가 제거되어 가려움증
염증 통증이 개선됩니다.

원적외선을 타고 알카리성 미네랄의 유입으로 영양의 불균형에
서 벗어나 이상세포 주변의 5각수의 체액을 6각수(moxiwon=Ph9.5)
로 만들어 세균 바이러스 흉거스가 자멸하게 됩니다.

＊＊＊특히 항생제가 듣지 않는 진물 흐르는 바이러스 염증에 효
과가 좋습니다.

＊＊＊오랫동안 각종항생제를 처방 해봐도 듣지 않는 수퍼 박테리
아에 좋습니다.

*그동안 임상에서 이런 분이 효과를 보십니다.

- 두피염, 두피소양증, 비듬, 탈모,

- 울긋불긋 면도독, 뾰루지, 블랙헤드, 여드름, 기미, 잡티, 잔주름,
  목주름

- 코막힘, 알러지, 비염, 축농증, 기침

- 안구주위 가려움증, 안구 건조증, 결막염

- 입냄새, 잇몸염증, 혀 염증

- 중이염, 귓속 가려움, 진물 흐르는 외이도 주위 염증

- 습진 건선 무좀 옴

- 겨드랑이, 사타구니, 음부, 항문, 냄새, 가려움증 염증

- 발가락사이, 발바닥, 뒤꿈치 무좀, 각질이나 짓무른 염증, 냄새

- 욕창 등 수퍼 박테리아

- 모기, 벌레 물린데, 특히 잠자리에서 물것에 물릴 때 스프레이로
  퇴치

- 성장통, 갑자기 운동 후 알밴 데, 근육통 , 쥐 예방

- 긁힌 상처, 멍든데(타박상), 요리하다 화상으로 화끈댈 때

*본제품은 국제특허 출원 중입니다 e-bay에서 구입 가능 합니다.

4. 먹는 뜸 "원기원(vivawon) 탄생

인류는 각종 바이러스에 두루 듣고 수퍼박테리아에 듣는 제품의

개발은 오랜 염원 이었습니다. 막시원(moxiwon)이 뿌리는 뜸으로 피부에 작용하여 바이러스나 오랫동안 여러 가지 항생제를 투여해도 효과가 없었던 염증에 의외로 좋은 결과를 내 놓았습니다. 그래서 내과질환을 치료하기 위해선 경구 투여 할 수 있는 환제가 필요하여 막시원에 후코이단을 추가하고 소화력을 높이고 배변력을 원활히 할 수 있는 천연물을 더해 면역 활성제품 원기원을 개발하였습니다.

＊원기원의 효과

— 항산화 물질로 활성산소 억제
— 강알칼리성 식품으로 Ph가 산성인 이상세포만을 공격. 이는 체액을 약알칼인 Ph 7.4로 유지하려는 항상성 때문 임.
— 원기원은 소장에서 분해되어 적혈구에 실려 임파절에서 나와 약알칼리성인 정상세포는 공격하지 않고 산성인 바이러스 감염세포나 암세포만을 선택적으로 공격함.
— 이상세포 주위의 체액은 오각수로 되어있으나 원기원의 강알칼리에 포함된 각 종 미네랄의 유입으로 즉각적으로 6각수로 전환됨.
— 위장 소장 대장의 점막을 보호하고 장운동을 촉진하여 위경련을 안정시키고 위염 크론병 장염 치질등 을 개선한다.
— Ph9 이상에서 자멸하는 바이러스나 곰팡이류 그리고 항생제가 듣지 않는 수퍼박테리아에 효과적이다.

＊적응증

— 감기 독감 폐렴 천식 기침 편도선 염, 간염, 각종 염증

- 속 쓰림, 위경련 위산역류 위염 위궤양 크론병 장염 변비 치질
- 갑상성 기능 저하, 항진, 염증
- 각종 말기 암 항암치료 부작용 완화(쾌식, 숙면, 쾌변으로 삶의 질 향상)
- 면역활성제 임

＊본제품은 국제특허 출원 중입니다. e-bay에서 구매 가능

5. Youngwon 120 Longevity Club
영원 무병장수 120 왕뜸클럽 회원모집

무병장수는 인류의 꿈이다. 그러나 질병으로 골골하면서가 아니라 팔팔하게 장수하는 게 소원이다. 삶의 질을 높여 건강하게 살다(Well Being), 아름답게 늙고(Well Aging), 행복하게 간다(Well Dying), 는 목표다. 피나는 노력으로 부를 축적하고 명예를 얻었으나 신병으로 눕게 되면 모든 게 물거품이다. 은행 통장이나 장롱 속 현금도 그땐 무용지물이다. 재산은 내가 건강할 때 내 것인 것이다.

3천년전 황제내경에 매년 관원에 쑥뜸을 300장 뜨면 인간의 수는 2갑(한 갑 60세)이라 하였고 성경에도 인간의 생명은120세라고 쓰여 있다. 최근 타임지는 어린아이의 표지 사진과 함께 이 아이의 기대수명은 142세라고 예측했으며 단 사고나 질병이 없으면 이라는 단서를 붙였다. 100세 시대다. 왕뜸으로 질병을 치료하여 삶의 질을 높이면 병이 걸리지 않는 체질이 되어 100세를 넘어 120을 무난히 갈 수 있다고 확신한다.

여기 "영원 무병장수 120 왕뜸클럽"의 봉화를 올린다.

왕뜸은 21회 치료가 한 치료 주기다. 1년에 2치료 주기(42회)를 시술하면 잔병은 치료되어 병이 걸리지 않는 체질을 유지할 수 있다. 이렇게 3년 관리로 건강하게 삶의 질을 높여 〈영원 무병장수 120 왕뜸클럽〉 정회원의 자격을 갖추게 된다.

우선 60대-90대분들 중 남녀불문 1차로 10명을 모실 예정이다. 왕뜸시

술과 1년에 두 차례 정도의 3박 4일 과일단식 왕뜸시술 온천치료를 계획중
이다. 무리하지 않게 가벼운 등산도 계획되어 있다. 진정 Well Being, Well
Dying이 목표인 분들만 준회원으로 모시고 시작해 3년 후 영원 무병장수
120 왕뜸클럽 정회원 양성을 목표로 한다.

"영원 무병장수 120 왕뜸클럽" 3년 정회원 가입안내
(정회원 양성과정)

• 가입회원 60-90세 남녀불문 ○○명 : 3년간 건강 유지 관리

• 특정 질병이나 난치질환 환영, 질병불문 연령불문
(암, 심혈관, 당뇨, 신부전, 중풍, 치매, 간염, 폐렴 등... 바이러스 질환,
천식, 갑상선, 루푸스, 루마투이드 관절염 등,... 자가 면역질환, 각종
희귀병, 노인병 등)
입회비 5,000달러(1년 42회, 3년 126회 시술)

• 전화 : 미국 LA 213-738-1000 한국사무실 02-2214-0784

• e-mail : dangun45@gmail.com

• 지부 모집 : 회원 20명 이상 가입 시 지부 개설
뉴욕, 시카고, 아트란타, 샌푸란시스코, 샌디에이고, 버지니아 등 대도시
서울, 부산, 대전, 동경, 북경, 뉴델리, 뮨헨, 파리, 런던, 모스코바...

연구논문

왕뜸의 연기와 그 추출물로 유방암세포 자연사멸 유도

왕뜸쑥〈강화사자발쑥: Artemisia princeps var orientalis〉의 추출액과 왕뜸 쑥 연기에 의해 유도된 인간 유방암 세포주 MCF-7의 세포사멸

   — 72시간 배양에서 암세포 85%감소 대조군에서 200% 증식

   — DNA 유전자의 나선을 뉴크레오티드 단위로 절편 내 정보 쓰레기로 만들며

   — 미토콘드리아의 막을 붕괴시켜 자멸하게 한다.

이때 caspase 8, 9를 3이 활성해 놓으면 8, 9가 다시 3을 활성화 해줘 caspase 3이 DNA를 절편내고 미토콘드리아의 막을 붕괴시켜 자멸하게 한다.

(이 실행자인 caspase 3을 활성하는 물질의 개발이 중요한 발견이다.)

— 항암제치료제(독소루비신)와 함께하면 부작용은 최소화하며 치료효과는 2.7배를 높일 수 있다는 연구 결과이다.(양방과 협진 가능)

— 이는 쑥 연기나 쑥 법제 농축물은 암세포 막의 수용체이기 때문이다.

Vasiraju J Sarath, [1] Chang-Sok So, [1] Young Doo Won [2] and, Sastry Gollapudi. [1]

[1]Division of Basic and clinical immunology University of California, Irvine, CA 92697 and [2] Moxa Research Institute, Los Angeles, CA 90057

Corresponding authors
Sastry Gollapudi, Ph.D.,
Division of basic and Clinical Immunology
Department of Medicine
Room C240, Medical Sciences Bldg 1
University of California
Irvine, CA 92697

Abstract

배경

왕뜸쑥(강화사자발쑥: Artemisia princeps var orientalis)의 건조된 잎은 일반적으로 건강증진을 촉진시키는 동양의학의 뜸치료에 사용된다. 시험관에서 인간 유방암세포 MCF-7의 사멸(apoptosis)을 유도하기 위하여 왕뜸쑥의 연기와 왕뜸쑥 추출액의 효능이 평가되었다.

방법

왕뜸쑥 연기 또는 왕뜸쑥 추출액(1.5-50% V/V)으로 암세포가 72시간동안 배양되었으며 세포 독성도와 암세포 사멸은 각각 MTT와 TUNEL 테크닉으로 수행 분석되었다.

막전위(膜電位)와 Bcl 2 expression의 변화인 caspases의 활성화는 유량세포계산(flow cytometry)으로 분석되었다.

결과

투여량에 따른 방법으로 준비된 두 개의 시료가 유방암 세포의 성장을 억제시켰다. 암세포 사멸(apoptosis)의 유도는 caspases 3, 8, 9의 활성화, 미토콘트리아 막전위의 탈분극(脫分極), Bcl 2 expression의 저위조절(down regulation)과 연관되어 나타났다. 또한 왕뜸쑥 연기는 독소루비신(doxorubicin)이라는 항생물질과 함께 독성도에 상승효과를 미쳤다.

결론

이 연구 자료는 왕뜸쑥 연기와 왕뜸쑥 추출액이 미토콘트리아 경로에 의해 암세포 사멸을 유도하며 이 연기와 추출액이 유방암 치료에 새로운 보조제가 될 수 있음을 시사한다.

서론(Introduction)

유방암은 이제 여성에게 사망을 유발시키는 암의 두 번째 주요인이다. 유방암의 성공적인 치료를 위한 선결요건은 암세포 사멸에 대한 민감성(susceptibility)이다. 실제로 방사선 요법, 화학요법, 타목시펜(tamoxifen)과 헤르셉틴(herceptin)등과 같은 생물학적 호르몬 치료를 포함하여 유방암 치료를 위한 대부분의 현재 이용되는 전통적인 접근법들은 유방암 세포의 사멸(apoptosis)을 유도한다(1-6). 국소적인 유방암에 대한 기초적이고 보조적인 치료의 의미 있는 발전에도 불구하고 많은 환자들은 전신에 암 재발을 겪는다. 그러므로 유방암 치료를 위하여 보완적이며 대체의학적인 치료를 발전시키는 새로운 약품을 찾는 것이 요구된다.

암세포 사멸(apoptosis)은 세포가 자살하는 세포사망의 조직화된 형태이다. 비정상적인 암세포 사멸은 암, 자가면역 질환, 신경퇴행성 질환과 같은 광범위한 인간의 질병과 관련되어 있다. 두 개의 가장 일반적인 암세포 사멸 경로는 외부경로와 내부경로(미토콘드리아경로)이다(7, 8). 외부경로는 세포질막(9, 10) 내에 있는 사망 수용체(예를들면 CD 95, TNFR 1)의 자극에 의해 억제된다. 내부경로는 화학요법제, 방사선과 미토콘드리아의 완전성(integrity)(11, 12)을 깨뜨리는 다른 세포자극들에 의해 억제된다. 이 두 개의 세포사멸경로는 caspases의 활성화와 세포내 "시스테인 프로테아제"군(a family of intracellular cysteine proteases)에서 정점에 이르는데 이것이 활성화 된 지 수분 이내에(13, 14) 세포를 파괴시킬 수 있다.

asteracea과에 속하는 Artemisia princeps var orientalis(왕뜸쑥)는

월경통, 혈뇨, 치질, 염증과 같은 순환계 장애 치료에 동양의학에서 널리 이용되며 암, 궤양, 소화장애 같은 만성질환을 치료한다. 이 약초에 말린 잎은 일반적인 건강증진을 촉진시키는 뜸 치료에 또한 사용된다. 왕뜸쑥 추출액은 사망 수용체(Fas/ CD 95) (CD 95) (15)의 발현을 조절하여 쥐의 흉선세포 사멸을 조정함을 보여주었다. 이 연구의 목적은 인간 유방 악성종양 세포에 대하여 이 왕뜸쑥 추출액의 잠재적인 세포 사멸 능력을 연구하는 것이었다.

재료 및 방법(Materials and Methods)

세포주(cell line)

인간 유방암 세포주는 American Tissue and Culture Collection (ATCC), Manassas, VA, USA로부터 얻어졌다. 이 종양세포는 10% Fetal Calf Serum(FCS: 송아지 태반혈청), 2mM Glutamine과 100μg /$m\ell$의 스트렙토마이신과 페니실린에서 유지되었다.

실험된 물질(Tested substances)

왕뜸쑥의 말린 잎, 짚과 솔방울이 로스앤젤레스에 소재하고 있는 왕뜸 연구소에 의해 제공되었다.

두 종류의 추출액이 시험되었다: 1. 왕뜸쑥을 태운 연기 2. 왕뜸쑥을 태운 뒤 남은 재에서 추출된 추출액

왕뜸쑥 연기의 준비

말린 왕뜸쑥 또는 짚 6g이 왕뜸기구(Moxa Institute, Los Angeles,

CA)로 태워졌으며 그 연기는 완전배지 50ml에 수집되었다. 짚 연기는 대조군(control)으로 사용되었다.

왕뜸쑥 추출액의 준비

말린 왕뜸쑥 또는 솔방울을 태워서 얻어진 재 120g을 물 1.5 l에 섞어 2시간 30분 동안 비등시켰고 용해되지 않은 재는 24시간 동안 침전시킨 후 침전물을 여과하여 제거하였다. 잿물은 9ml의 멸균 여과된 물에 1ml의 10×RPMI 배지를 첨가하여 완충 처리되었으며 이것이 실험에 사용되었다. 대조군으로 솔방울 추출액이 사용되었다.

세포사멸의 평가

세포사망과 세포사멸은 각각 MTT assay와 TUNEL assay로 평가되었다.

앞에서(16, 17) 언급되었듯이 MTT assay는 분광학적으로 측정될 수 있는 파란색의 formazan 제품에, 살아있는 세포의 mitochondrialdehydrogenase에 의해 tetrazolium salt MTT[3-(4, 5-dimethylthiozol-3-yl)-2, 5-dihenyltetrazolium bromide]의 감소에 근거한다. 산출된 formazan의 양이 살아있는 세포수에 비례한다. 세포는 2×10^4/well로 바닥이 평평한 96개의 플레이트에 뿌려져 여러 농도의 왕뜸쑥 추출액 또는 왕뜸쑥 연기를 노출시키거나 노출시키지 않은 상태에서, 그리고 여러 농도의 독소루비신(ADR)((10^{-8} M to 10^{-5}M))을 노출시키거나 노출시키지 않은 상태에서 세 번씩 배양되었다. 배양세포들은 37°C에서 72시간동안 배양되었으며 그 후 50μg의 MTT가 각 well에 첨가되어 배양세포들은 4시간 더 배양되었다. 각 플레이트들은 원심 분리되었으며 배지는 주의 깊게 제거되었고 formazan crystal은 acid alcohol로 용해되었고 플레이트들은 ELISA plate reader(Molecular Devices, Menlo Park, Calif)를 사용하여 592nm를 나타내었다. IC50은 흡수 시 50%를 감소시키는 약의 농도로서 정의되었다.

TUNEL assay

DNA 나선 파괴는 TUNEL assay로 측정되었다. 간단히 MCF-7 cell(2×10^5 cells/ml)은 왕뜸쑥 추출액이 있거나 없는 상태에서 배양되었다. 48시간 배양 후 ys 세포들은 2% 포름알데히드로 고정되었고 PBS로 세척되었으며 얼음에서 5분 동안 2% sodium citrate와 10% Triton X-100으로 흡수시켰다. 세척 후 세포는 1μM potassium cacodylate과 125μM tris-HCL(pH-6.6, in Situ Detection Kit, Boehringer Mannheim, Indianapolis, IN)이 포함된 terminal deoxynucleotidyl transferase 효소용액 내에서 FITC-dUTP로 37°C에서 한 시간 동안 배양되었다. 배양 후 세포들은 PBS로 세척되었고 FACScan using Cell Quest software(Becton Dickinson, Menlo Park, CA)를 이용하여 만 개의 세포가 얻어져 분석되었다.

미토콘드리아 전위(Mitochondrial potential $\Delta \psi m$)

세포 사멸동안 미토콘드리아 전위막 전위 $\Delta \psi m$가 앞에서(18) 언급되었듯이 3' 3'-dihexyloxacarbocycnine dye [DIOC6(3)] (Molecular Probes, Eugene, OR)를 이용하여 연구되었다. 이 cyanine 염색약

(dye)은 $\Delta\psi m$의 영향하에서 미토콘드리아 세포간질내에 축적된다. 왕뜸쑥 연기로 24시간 동안 처리된 MCF-7 세포는 0.5 mM DIOC6(3)로 37°C에서 30분 동안 배양되었다. 세포는 FACS 분석을 위하여 얼음위로 옮겨졌다. FACScan을 이용하여 앞쪽과 옆쪽 흩뿌리개(scatters)가 세포부스러기를 제거하는데 사용되었다. 세포들은 488nm에서 여기(excite)되었으며 530nm에서 FL에 녹색형광이 수집되었다. 일 만개의 세포가 분석되었다. Cell Quest software(Becton Dickinson)를 이용하여 자료가 얻어져 분석되었다.

CD 95와 Bcl-2의 발현(expression)

MCF-7이 48시간동안 왕뜸쑥 연기에 노출되었다. 처리되거나 처리되지 않은 세포들이 FITC-labeled anti-human CD95 antibody(항체) 또는 isotype control IgG(B.D. Biosciences)로 염색되었으며 CD95의 표면발현은 유량세포계산(flow cytometry)으로 수행 분석되었다. Bcl-2의 탐색을 위하여 세포가 동결된 70% 메탄올로 처음 고정되어 뿌려졌다(도말되었다). 그 후 이 세포들은 FITC labeled anti-Bcl-2, 또는 isotype control(Dako Corp, Carpentaria, CA)로 염색되었다. 세포들은 세척되어 FACScan으로 분석되었다. CD95, Bcl-2, 평균형광강도[(mean fluorescence intensity)(세포당 분자밀도 indicator)]를 나타내는 세포들의 백분율(퍼센트)이 확립되었다.

통계학적인 분석

막대그래프의 통계학적 분석은 Kolmogorov-Smirnov 통계표

(statistics)에 의해 수행되었다. 0.2의 AD value는 통계학적으로 의미 있는 것으로 여겨진다.

caspaes 3, 8, 9의 세포내의 활동

방법은 carboxyfluorescein labeledfluromethyl ketone(FMK)-caspases의 펩티드 억제자에 근거한다. 이 억제자(inhibitor)들은 세포 투과성이며 비독성이다. 일단 세포내에서 이 억제자들은 활성 caspase에 공유결합한다. caspase 양성세포는 유량세포계산(flow cytometry)의 도움으로 caspase 음성세포와 구별된다. 간단히 세포사멸을 겪는 세포들은 표지된 FMK-펩티드 억제자(FAM-LETD-FMK for caspase 8, FAM-LEHD-FMK for caspase 9, and FAM-DEVD-FMK for caspase 3 Cell Technology Inc, Mountain View CA)에 의해 하중(荷重: 유해 유전자의 존재로 인한 생존능력의 저하)되었다. 배양 한 시간 후 세포들은 부착되지 않은(unbound) caspase를 제거하기 위해 씻겨 졌고 부착된(bound) 억제자들에 들어있는 세포들은 FACScan flow cytometer를 이용하여 그 양이 측정되었다.

결과

왕뜸쑥(강화사자발쑥: Artemisia princeps) 연기와 왕뜸쑥 추출액의 세포독성도

MCF-7 세포들은 서로 다른 양의 왕뜸쑥 연기와 왕뜸쑥 추출액으로 배양되었으며 독성도는 MTT assay에 의해 분석되었다. 결과는

Fig. 1에 나타나 있다. 자료는 투여량에 따른 방법으로 왕뜸쑥 연기와 왕뜸쑥 추출액이 유방암 세포에 성장을 억제함을 보여준다. 왕뜸쑥 연기(4±2%)와 왕뜸쑥 추출액(5±2.5%)의 IC50 values는 본질적으로 유사했다. Fig.1의 자료는 또한 짚에서 얻은 연기와 솔방울 추출액이 MCF-7세포의 생존에 효과가 없음을 보여주며 관찰된 효과는 왕뜸쑥에 특이적이라는 것을 시사한다. 세포 특이성을 조사하기 위하여 말초 혈액림프구(peripheral blood lymphocytes)가 왕뜸쑥 연기와 왕뜸쑥 추출액과 함께 배양되었고 말초 혈액림프구의 생존량이 분석되었다. 왕뜸쑥 연기와 왕뜸쑥 추출액은 정상적인 혈액림프구의 독성을 나타내지 않음을 table 1의 결과에서 볼 수 있으며 왕뜸쑥 연기와 왕뜸쑥 추출액의 세포독성을 유발하는 활성이 암세포에 선택적임을 나타낸다.

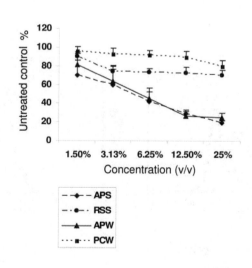

Fig.1
왕뜸쑥 연기가 유방암 세포의 사멸을 유발한다.

세포사멸을 증명할 수 있는 것 중의 하나는 염색체 DNA가 뉴클레오티드 단위들로 쪼개지는 것이다. 관찰된 세포독성도가 세포사멸(apoptosis) 또는 회저(necrosis) 때문인지를 결정하기 위하여 왕뜸쑥 연기로 처리된 MCF-7 세포가 세포사멸의 결과로 생긴 3' 말단단편 DNA를 갖고 있는 세포들을 탐지하는 TUNEL 염색으로 시험관에서 분석되었다. 왕뜸쑥 연기에 노출된 후 증가된 비율의 MCF-7 세포가 증가된 TUNEL 양성 세포들에 의해 나타난 세포사멸을 겪고 있음이 Fig. 2에 제시된 FACS 막대그래프 자료에 나타나있다.

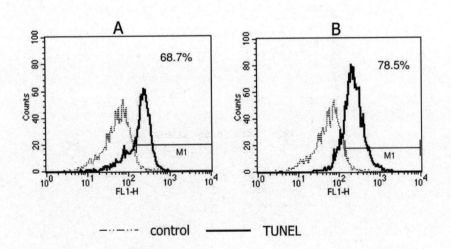

Fig.2

왕뜸쑥 연기가 Caspases 8, 9, 3을 활성화시킨다.

세포사멸은 caspases cascade에 의해 조정된다. 왕뜸쑥 연기에 의해 조정된 세포사멸의 단계들을 알기 위하여 근접 caspases(caspase 8, 9)와 실행자(executioner) caspase(caspase 3)의 활성화를 조사하였다. MCF-7 세포가 왕뜸쑥 연기에 24시간 노출되었으며 활동적인(유효한) caspases 8. 9. 3을 가진 세포들의 비율이 FACScan을 이용하여 caspase 탐지 kit로 분석되었다. Fig. 3의 자료는 caspases의 활성화에 대한 전형적인 막대그래프 도표이다. 자료는 MCF-7 세포들내에서 caspases 8, 9, 3의 활성을 유도함을 보여준다.

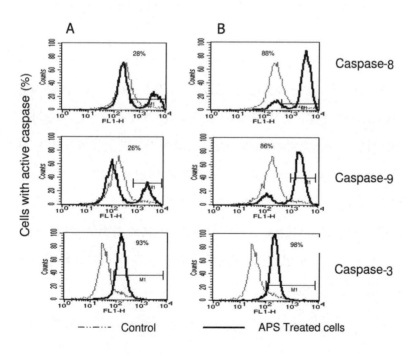

Fig. 3

왕뜸쑥 연기는 사망수용체 CD95의 발현 수준을 변화시키지 않는다.

유방암 세포에 관찰된 세포사멸은 사망수용체의 상향조절(up regulation)에 기인한다는 가능성을 알기 위하여 왕뜸 추출액으로 처리되거나 처리되지 않은 MCF-7 세포들에 대한 CD95 발현이 분석되었다. CD95를 발현하는 세포들의 백분율(퍼센트)과 처리된 MCF-7에 대한 CD95의 농도는 처리되지 않은 세포들에 백분율 및 농도와 비슷하였다. 이 결과는 왕뜸쑥 추출액이 사망수용체 독립내부경로에 의해 세포사멸을 유발함을 제시한다.

왕뜸쑥 연기가 미토콘드리아 막전위(membrane potentials)를 붕괴시킨다.

세포사멸의 내부경로 활성화는 미토콘드리아 막전위의 붕괴를 이끌며 미토콘드리아 내용물의 방출을 이끈다. 이것은 caspase 9과 caspase 3의 활성화를 일으킨다(8). 왕뜸쑥 연기에 활성을 유도하는 세포사멸을 특성화하기 위해 미토콘드리아 막전위를 분석하였다. 24시간 동안 왕뜸쑥으로 처리되거나 처리되지 않은 MCF-7 세포들과 미토콘드리아 막전위는 막전위 감응 $DIOC_6(3)$ dye를 이용하여 flow cytometry로 분석되었다. Fig. 4에 나타난 자료는 왕뜸쑥 추출액으로 처리된 MCF-7 세포들이 처리되지 않은 세포들과 비교하여 감소된 막전위를 보여주었다.

왕뜸쑥 연기는 Bcl-2 발현(expression)을 하향조절(down regulation)한다.

Bcl-2는 미토콘드리아 막전위를 붕괴시키는 여러 가지 작용제에 의해 유도된 세포사멸에서 세포를 보호하는 항세포사멸 분자이다. 왕뜸쑥 추출액의 효과를 더 조사하기 위하여 Bcl-2 발현에 대한 효과를 조사하였다. Fig. 5에 결과가 나타나 있다. 기대되었듯이 거의 모든 MCF-7 세포들(97%)이 Bcl-2와 농도(평균형광강도(MFC)에 의해 측정된 농도는 193 channels이었다)를 나타내었다. 왕뜸쑥의 연기는 Bcl-2를 발현하는 세포의 백분율과 Bcl-2 발현의 농도를 감소시켰다: 왕뜸쑥 연기 5%와 10%에서 배양된 Bcl-2 발현 MCF-7 세포들의 비율은 각각 59%(MFC#129)와 41%(MFC#107)이었다.

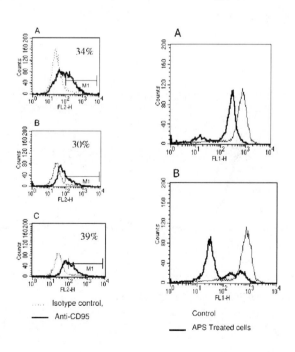

Fig. 4 Fig. 5

왕뜸쑥 연기는 유방암 세포에 대한 전통적인 화학요법제인 독소루
비신의 세포활성도의 효력을 더해준다.

MCF-7 세포들을 사멸시키는 왕뜸쑥 연기와 독소루비신의 결합치
료효과가 조사되었다. MCF-7 세포들은 2.5%의 왕뜸쑥 연기를 투여
하거나 투여하지 않고 또 독소루비신을 투여하거나 투여하지 않은
상태에서 배양되었다. 세포생존은 MTT assay로 조사되었다. 0.3μM
농도의 독소루비신만으로 MCF-7 세포 배양수의 50%가 감소하였다
(table 2). 72시간 동안 2.5%의 왕뜸쑥 연기만으로 처리되지 않은 대
조군과 비교하여 MCF-7 세포들의 수가 대략 15%까지 감소하였다.
독소루비신에 연기를 투여한 후 독소루비신 IC50 value가 3.3배 감소
된 결과를 얻었다.

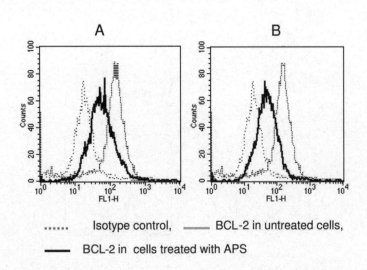

...... Isotype control, ——— BCL-2 in untreated cells,
——— BCL-2 in cells treated with APS

Fig. 6

토의(Discussion)

세포사멸에 대한 감수성(가능성)이 화학요법, 방사선치료, 자연살해세포 또는 세포독성 T세포에 의한 암세포의 성공적인 치료에 대한 선결요건이다. 이 연구의 목적은 인간 유방암 세포가 왕뜸쑥 추출액에 노출되었을 때 유방암 세포가 사멸 하는지를 조사하는 것이었다. 이 목적을 위해 인간 유방암 세포 MCF-7 을 왕뜸쑥 연기와 왕뜸쑥 추출액에 노출시켰고 세포 생존, DNA 단편, caspases의 활성화를 평가하여 세포사멸이 분석되었다. 실험조건에서 왕뜸쑥 연기와 왕뜸쑥 추출액 – 농도변이에 따른 방식 – 이 유방암 세포에서 암세포를 사멸시킴이 관찰되었다. 그러나 인간 말초 혈액임파구에는 뚜렷한 세포독성 효과가 없었다. 이 항암효과는 솔방울과 풀(짚)에서 얻은 연기와 추출액이 암세포를 사멸시키지 못한다는 점에서 선택적이다. 이 결과는 왕뜸쑥 연기와 왕뜸쑥 추출액이 인간 유방암 세포에 대한 긍정적인 세포사멸 활성을 주는 생물활성 구성물질을 함유하고 있음을 시사한다.

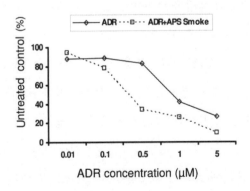

Fig.7

Artemisia 쑥 속은 350종 이상으로 구성되어 있으며 이 종들의 일부 종에서 얻은 추출물은 말라리아, 염증, 간염과 미생물 감염을 포함한 여러 가지 질병 치료에 동양의 전통약으로 수세기 동안 사용되어 왔다. Hitosugi(19)는 Artemisia Capillaris 쑥 연기와 추출액이 인간 골수성 백혈구 세포주 HL60에서 세포를 사멸시킨다는 것을 보고하였지만 인간 유방암 세포주 MCF-7 세포와 다른 암세포에서는 세포를 사멸시키지 못했다. Hu(20)는 Artemisia Capillaris 쑥의 거대분자 구성물이 인간 간암 세포주에서 세포를 사멸시킴을 보여주었고, Shoemaker(21)는 A.argyi 쑥의 추출액이 쥐의 암세포와 비교하여 유방암 세포주를 포함하는 인간 종양 세포주에서 덜 활성적임을 보고하였다. A.argyi와 A.aisiatic 쑥에서 얻어진 Flavones는 세포 사멸을 유발하여 인간의 폐암, 전립선암, 흑색종, 골수성 백혈병과 위암 세포주의 성장을 억제하는 것이 보고되었다. 그러나 이 화합물들은 인간 유방암 세포주에는 효과가 없음이 판명되었다(23). A.annua 쑥에서 얻어진 Artemesinin과, 이것과 관련된 화합물들은 인간의 결장 직장암과 유방암 세포의 성장을 억제함을 보여주었다(26, 27). 위의 보고와 함께 얻어진 우리의 연구 결과는 모든 Artemisia 종들이 유방암에 대하여 생물학적으로 활성화합물을 가지는 것은 아니라는 것이다. 왕뜸쑥 연기가 세포 사멸을 조정하는 분자기작을 조사하기 위하여 사망 수용체내의 효과기(작동체) 분자로 알려진 연기의 효과와 미토콘드리아 경로 세포사멸이 조사되었다. 이 연구에서 연기가 사망 수용체 CD95의 발현에 효과가 없음을 보여주었고 연기가 사망 수용체의 상향조절(up regulation)과 독립적인 기작에 의해 활성도에 영향을 미치고 있음을 암시한다. Chung(15)은 건조된 Artemesia 종의 혼합물에서 추출된 탄수화물이 쥐의 흉선 세포내의 CD95의 발현을 하향조절(down regulation)을 하며 흉선 세포의 사멸을 방지함을 보고하였다. 우리의 결과와 Chung의 결과가 일치하지 않는 것은 세포 형태 즉 암세포 대 정상적인 쥐의 흉선 세포에 관련되어 있다. 이 연구에서 우리는 연기가 살아있는 정상 인간 임파구에는 영향을 미치지 않는다는 것을 발견하였고 유방암 세포에 대한 왕뜸쑥 연기의 일부 특이성을 다시 암시하고 있음을 알았다. 미토콘드리아 경로에 의하여 진행되는 세포사멸은 미토콘드리아 막 투과성(MMP)과 관련된다(8). 미토콘드리아는 두 가지 잘 구분된 부분을 포함한다: 내막에 둘러싸인 세포간질과 외막에 의해 둘러싸인 내막공간. 내막은 ATPsynthase 전기 전달 연쇄 아데닌 뉴클레오티드 전위자(translocator)를 포함하여 여러 분자들로 구성된다. 생리학적인 조건하에서 이 분자들은 호흡연쇄가 전자 화학적 변화나 막전위($\Delta\psi m$)를 만들어 내게 한다. 내막 투과성은 $\Delta\psi m$내에서 변화를 이끈다(28, 29). Bcl-2는 내막에 위치해 있으며 미토콘드리아 막전위의 유지에 중요한 역할을 하는 것 같다. 내막공간은 Cytochrome c, 특정 caspases 그리고 세포사멸 유발인자(AIF)가 포함되어 있다. 미토콘드리아 막의 투과성은 proapoptotic 분자의 cytosol로의 방출을 야기한다. cytochrome c의 방출은 apoptosome을 형성하기 위하여 Apaf-1(apoptotic protease-activating factor)과 pro-caspases-9의 조립을 일으킨다(8, 28). Pro-caspases-9은 중합체가 되어 활성화되며 활성 caspases-9은 세포사멸을 유도하기 위해 실행자

(executioner) caspases를 활성화시킨다. 이 연구에서 왕뜸쑥 연기가 미토콘드리아 막전위에 의미있는 감소의 원인이 되며 항세포사멸 단백질 Bcl-2의 발현수준에서 의미있는 감소의 원인이 되었음을 보여주는데 항세포사멸 단백질 Bcl-2는 다양한 작용제에 의해 유도된 세포 사멸로부터 세포들을 보호해줌을 보여준다(30, 31). 이것은 Bcl-2가 미토콘드리아의 본래의 모습을 유지하고 내막공간으로부터 proapoptotic 분자의 방출을 막음으로써 항세포 사멸효과에 영향을 주기 때문에 중요한 역할을 할 것이다. 더구나 왕뜸쑥 연기는 caspases 8, 9와 executioner caspase 3의 활성화를 유도하였다. caspase 활성화와 Bcl-2 발현에 대한 유사한 효과가 골수성 백혈구 세포주(HL60)에 대한 A. capillaries 연기로 관찰되었다(32).

암 치료에 새 약품을 도입하는 전통적인 접근은 받아들여지고 확립된 치료요법에 새 약을 첨가하는 것이었다. 이 연구에서 우리는 왕뜸쑥 연기가 ADR의 IC50 value를 3.3배까지 감소시켰다. 이것은 왕뜸쑥 연기가 독소루비신 치료와 연관된 독성을 감소시키며 왕뜸쑥 연기와 독소루비신의 결합치료가 독성이 덜하고 저렴하며 효과적인 암 화학요법을 제공할 수 있음을 시사한다.

요약하면 인간 유방암 세포는 시험관 내에서 왕뜸쑥 연기와 왕뜸쑥 추출액의 천연 그대로의 준비물에 노출될 때 세포가 사멸되었다. 이 준비물은 막탈분극과 Bcl-2의 down regulation의 원인이 됨으로써 미토콘드리아 경로에 의하여 인간 유방암 세포내에서 암세포를 사멸시킨다. 이 가공되지 않은 추출물에서 활성화합물들을 확인하고 특성화하는데 더 많은 연구가 요구된다.

Table 1. 말초 혈액 임파구의 생존에 대한 왕뜸쑥 A.princeps 연기와 왕뜸쑥 추출액의 효과

말초 혈액 단핵세포들은 왕뜸쑥 A.princeps의 정해진 농도에 따라 3일 동안 배양되었다. 임파구 생존은 MTT assay에 의해 분석되었다. O. D values는 세 가지 배양의 평균 ± SD를 나타낸다.

도표의 범례(Legends to Figures)

Fig. 1

유방암 세포들의 생존에 대한 왕뜸쑥 연기와 왕뜸쑥 추출액의 효과. MCF-7 세포들은 정해진 왕뜸쑥과 왕뜸쑥 추출액의 농도에 따라 3일 동안 배양되었으며 세포 독성도는 MTT assay에 의해 분석되었다.

APS=A.princeps smoke, RSS=rice straw smoke, APW=A.princeps water extract, PCW=pine cone water extract.

Fig. 2

MCF-7 세포사멸에 대한 왕뜸쑥 연기의 효과. MCF-7 세포들은 A.princeps 쑥의 5%(A)와 10%(B) 연기로 배양되었다. 세포사멸은 FACScan flow cytometer를 이용하여 TUNEL 테크닉에 의해 분석되었다. 자료는 왕뜸쑥 연기로 배양된 세포에서 증가된 세포사멸(apoptosis)을 보여주는 대표적인 막대그래프이다. 막대그래프의 숫자들은 세포사멸 세포의 비율을 나타낸다.

Fig.3

caspases 3, 8, 9의 증가된 활성. 세포들은 왕뜸쑥 A.princeps의 5%(A)와 10%(B)의 연기로 처리되었으며 내부 세포활성 caspases 3, 8, 9는 FACScan을 이용하여 분석되었다. 처리되지 않은 세포들은 대조군으로 이용되었다. 막대그래프의 숫자들은 활성 caspases를 가진 세포들의 비율을 나타낸다.

Fig. 4

미토콘드리아 막전위에 대한 왕뜸쑥 A.princeps 연기의 효과. MCF-7 세포들은 왕뜸쑥 연기가 처리되거나 처리되지 않은 상태에서 24시간 동안 배양되었다. 그 후 세포들은 DIOC$_6$으로 염색되었으며 $\Delta\psi m$를 확인하기 위해 flow cytometry 분석이 행해졌다. 막대그래프의 숫자들은 감소된 막전위를 나타내는 세포들의 비율을 나타낸다.

Fig. 5

MCF-7 세포들(1×10^5 cells/ml)은 왕뜸쑥 A.princeps 연기로 처리되거나 처리되지 않은 상태에서 24시간 동안 배양되었다. Bcl-2의 발현은 항 인간 Bcl-2 항체와 flow cytometry와 함께 세포들을 염색함으로써 분석되었다. Isotype control(•••••) Bcl-2 in untreated(처리되지 않은) control (-•-•-•-•) Bcl-2 in treated(처리된) cells( )

Fig. 6

MCF-7 세포에서 Adriamycin 세포독성도에 대한 왕뜸쑥

A.princeps 연기의 효과. MCF-7 세포들은 ADR(1×10^{-9} to -1×10^{-6} M)로 처리되거나 처리되지 않은 상태에서 왕뜸쑥 연기로 3일 동안 배양되었다. Cells+ADR cells+ADR+smoke The data represents the mean three experiments.

참고문헌

신비의 배달왕뜸: 원 영두
면역혁명: 安保徹(아보 토오루)
인간의 모든 감각 : 네이버 지식백과(최 현석 교수)

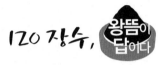

120 장수, 왕뜸이 답이다

■

초판 1쇄 인쇄 / 2015년 9월 5일
초판 1쇄 발행 / 2015년 9월 10일

■

지은이 / 원 영 두
펴낸이 / 민 병 문
펴낸곳 / 새한기획 출판부

편집처 / 아침향기
편집주간 / 강 신 억

■

100-230 서울시 중구 수표동 47-6 천수빌딩 1106호
TEL • (02) 2274 - 7809
FAX • (02) 2279 - 0090
E.mail • saehan21@chollian.net

■

미국사무실 • The Freshdailymanna
2640 Manhattan Ave. Montrose, CA 91020
☎ 818-970-7099
E.mail • freshdailymanna@hotmail.com

■

출판등록번호 / 제 2-1264호
출판등록일 / 1991. 10. 21

값 15,000원

ISBN 978-89-94043-88-3 03510

Printed in Korea